# 加速外科康复

## Enhanced Recovery after Surgery

主　编　〔日〕福岛亮治（福島　亮治）

　　　　〔日〕海堀昌树（海堀　昌樹）

主　审　郑鹏远　王少亭

主　译　朱　毅　纪美芳　梁廷营

副主译　刘笑宇　张香玉　江　泽

译　者　（按姓氏笔画排序）

　　　　马　征　王　颖　田　红　冯亚男　朱　毅

　　　　朱昭锦　刘春龙　刘笑宇　江　泽　纪美芳

　　　　张志杰　张香玉　陈灵君　赵　敏　岳雨珊

　　　　敖学恒　黄　杰　郭佳宝　曹　庆　梁廷营

　　　　谢　斌　臧雅宁　廖麟荣

秘　书　王　琰　宋　帅　李紫薇

北京科学技术出版社

Translation from the English language edition:
*Enhanced Recovery after Surgery*
Edited by Ryoji Fukushima, Masaki Kaibori
Copyright © Springer Nature Singapore Pte Ltd. 2018
This Springer imprint is published by Springer Nature
The registered company is Springer Nature Singapore Pte Ltd.
All Rights Reserved
著作权合同登记号　图字：01–2019–5196 号

**图书在版编目（CIP）数据**

加速外科康复 /（日）福岛亮治,（日）海堀昌树主编；朱毅，纪美芳，梁廷营主译 . —北京：北京科学技术出版社，2019.10
书名原文：Enhanced Recovery after Surgery
ISBN 978–7–5714–0471–0

Ⅰ . ①加… Ⅱ . ①福… ②海… ③朱… ④纪… ⑤梁… Ⅲ . ①外科手术—康复 Ⅳ . ① R609

中国版本图书馆 CIP 数据核字（2019）第 205031 号

---

**加速外科康复**

主　　编：〔日〕福岛亮治，〔日〕海堀昌树
主　　译：朱　毅　纪美芳　梁廷营
责任编辑：于庆兰
责任印制：吕　越
图文设计：天地鹏博
出 版 人：曾庆宇
出版发行：北京科学技术出版社
社　　址：北京西直门南大街 16 号
邮政编码：100035
电话传真：0086-10-66135495（总编室）
　　　　　0086-10-66113227（发行部）　0086-10-66161952（发行部传真）
电子信箱：bjkj@bjkjpress.com
网　　址：www.bkydw.cn
经　　销：新华书店
印　　刷：河北鑫兆源印刷有限公司
开　　本：787mm×1092mm　1/16
字　　数：125 千字
印　　张：9.5
版　　次：2019 年 10 月第 1 版
印　　次：2019 年 10 月第 1 次印刷
ISBN 978–7–5714–0471–0/R・2666

定　　价：69.00 元

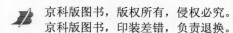

# 前　言

　　如今，"团队医疗"和"医疗标准化"都是医学界发展的趋势，我们需要能够在全国范围内提供相同水平的医疗服务。以"团队医疗"为例，营养支持团队已经在许多机构中运作并且取得显著的临床效果，并作为一种必不可少的支持疗法被大众所接受。此外，各学术协会均竭力针对特定的外科手术制定统一的标准。围术期管理并未像外科手术那样普及，传统的围术期管理仍然具有很大的优势。虽然与传统的临床经验相比有许多优秀方法，但在高级论坛中描述的一些管理方法并不适合现在的手术。来自北欧的加速外科康复（enhanced recovery after surgery，ERAS）方案不久将作为围术期管理的"标准化"工具引入日本，但仅仅简单地将该方案纳入临床过程并无法真正实现在日常临床实践中成功应用。手术治疗过程之中，医师密切关注承受手术压力的患者的代谢波动是至关重要的。最重要的是，我们所提供的围术期管理必须被患者所接受。

　　"术后恢复能力计划"减轻了手术患者的身体负担，是日本外科手术领域所做的第一道努力。该项目的内容包括从术前膳食到药物治疗、术中麻醉、输液和术后康复，这一项目将缩短住院时间。采用这一项目，患者自身将能够在较短的时间内恢复健康并且能够更早地回归工作。对于医疗机构来说，这一项目也是有利的，它被认为可以通过加快出院过程而接收更多的患者。

　　依据我们在日本外科代谢和营养学会研究了数年的一个项目——术后早期正常化及提高患者最佳满意度的必要策略（Essential Strategy for Early Normalization after Surgery with Patient's Excellent Satisfaction，ESSENSE）的研究，外科手术介入的应答理论和患者的满意度同样重要。

　　ESSENSE项目将成为一个针对医学领域的全部外科医师、麻醉师、康复医师、护士及其他医疗人员的触发性方案。我们预计这将有助于提高患者对外科手术管理的满意度。

福岛亮治，日本东京
海堀昌树，日本枚方市
2017 年 7 月

# 目　录

# 第 1 部分

# 概述

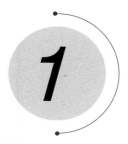

# 使患者全面康复的 ESSENSE 项目

Go Miyata

**摘要** 自 2005 年北欧国家实施"加速外科康复（enhanced recovery after surgery，ERAS）方案"后，术后患者的康复率也随之不断提高。日本外科代谢和营养学会（The Japanese Society for Surgical Metabolism and Nutrition）启动了 ESSENSE 项目，旨在引入该项目并证明其有效性。"ESSENSE"是外科术后早期正常化及提高患者最佳满意度的必要策略（ESsential Strategy for Early Normalization after Surgery with patient's Excellent satisfaction）的关键词首字母缩写。

在减轻对外科手术介入后的生物反应的前提下，这一项目可以通过刺激早期体能活动的自主性、早期营养摄入的独立性，以及减轻焦虑和增强恢复的意愿促进机体的恢复。评估内容的设置也很重要，这样外科临床团队的工作人员就可以分工完成这些目标内容。ESSENSE 项目是一种考虑患者偏好的评估方法，而不是以医疗服务提供者为中心的过程。

**关键词** ERAS；患者满意度；外科手术介入

G. Miyata
日本盛冈岩手县中心医院胃肠外科
e-mail：miyata5@chuo-hp.jp

## 1.1　外科医师的性质和术后管理

在考虑改善围术期管理时，我们往往从外科医师的角度考虑手术治疗，而不是从患者的角度出发。许多外科医师认为手术是他们的首要任务，而围术期管理只是一项附带的工作。

在这个时代，特别是手术操作难度也在不断增加，如内窥镜手术。现代外科医师很享受完成手术本身带来的成就感。

"良好的手术"当然是决定理想的术后病程和患者满意结果的最重要的因素。然而，无论手术效果如何，传统的术后管理方法，如长期卧床休息和长期禁止经口进食都可能是抑制身体康复的因素。迄今为止，"术后卧床休息"的基本原理是避免牵拉伤口部位，避免加剧疼痛。"术后禁食"是为了避免肠吻合部位紧张，防止由于肠麻痹引起的呕吐。然而，现在有证据表明这些传统方法存有缺陷，例如导致骨骼肌和肠道失用性萎缩的发生率上升。麻醉和预防性镇痛的最新发展使术后早期康复和肠道使用成为可能。如果我们能够通过细致、合理的术后管理克服因手术损伤带来的困难，那么由此产生的成就感对外科医师进行下次手术将具有指导意义。

## 1.2　ERAS 简介

"快通道外科"（fast-track surgery）或"加速外科康复"（ERAS）是源自北欧国家的概念，近年来，在日本临床外科领域中越来越流行。围术期管理是促进患者身体康复的起点，尤其是结肠癌患者。围术期处理包括废除术前肠道准备、术前极短时间的禁食、弃用鼻胃管、术后的早期经口进食，以及通过训练完成的早期身体活动。ERAS 方案改变了先前在胃肠外科领域中应用的传统方法，目前 ERAS 方案越来越多被提议用于改善患者治疗。

由于围术期管理方法显著影响患者的术后康复，因此 ERAS 方案对围术期管理的传统方法进行了改良。

在 2005 年共识审查中建立的 ERAS 方案包含大约 22 项建议 [1]。

通过遵守这些建议获得的结果可知，这些改变不仅使患者快速恢复，Cochrane 综述中的荟萃分析还证实了其缩短住院时间和减少并发症的效果 [2]。

在日本，近年来采用 ERAS 的医疗机构数量有所增加。各种外科会议已经提出 ERAS 不仅适用于结肠癌，还可以用于其他外科手术。

尽管一些要素已被日本接纳为标准，但有的学者表示要实施 ERAS 方案的所有内容仍会很困难。

## 1.3 使患者全面康复的 ESSENSE 项目

为了更好地了解 ERAS，并进一步改善围术期管理，已有 50 多年历史的日本外科代谢和营养学会结合日本医疗情况，自 2010 年以来一直致力于围术期管理的项目。我们将其称为 ESSENSE 项目，代表外科术后早期正常化及提高患者最佳满意度的必要策略。

该项目的任务是"提高手术安全性，检查患者对术后恢复促进措施的满意程度，并提供科学信息"。

我们通过评估 ERAS 推荐的 22 项建议，重新安排并改进了医疗服务提供者的方向，它们之间具有共同的联系和目标：①调节患者对手术损伤的反应；②早期恢复体力活动；③早期恢复正常营养摄入量；④减少围术期焦虑和激发患者康复意愿。特别强调的是，我们认为"减少对手术损伤的生物反应"应该是其他三种目标的基础（图 1.1）。

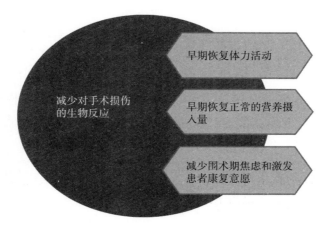

**图 1.1 ESSENSE 项目的四个方向。基于"减少对手术损伤的生物反应"的要素，其他三个目标应针对手术后患者的快速恢复**

下面以"废除术前肠道准备"为例来说明 ERAS 方案的重要性，以及各项建议之间的关系。

肠道准备有可能导致全身脱水，随之引起的级联反应如图 1.2 所示。由于术中血压降低，需要静脉输注大量液体，这会导致肠道水肿和肠蠕动恢复延迟。而且术后恶心延迟了经口进食的恢复进度。

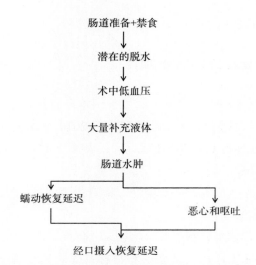

**图 1.2　"废除肠道准备"的关系和意义。避免术前肠道准备可减轻脱水和术中血压降低引起的"手术损伤生物反应",这有助于"早期自主进食"。"术后恶心的治疗措施"和"术后刺激肠道蠕动的措施"可以理解为"早期自主进食措施"**

换言之,废除术前肠道准备减轻了脱水和术中血压降低引起的"对手术损伤的生物反应",这有助于"早期自主进食"。"术后恶心的治疗措施"和"术后刺激肠道蠕动的措施"可以理解为"早期自主进食措施"。这 22 项 ERAS 建议能够概括为旨在帮助患者实现上述四种状态的建议。

ERAS 和 ESSENSE 之间的区别在于 ESSENSE 项目规定并构建"以患者为目标的状态和方向",而 ERAS 规定了"干预项目"。如此实施,我们预计每个机构都会有进一步发展。

在 ESSENSE 项目中,建议将以下四点作为对患者术后管理要达到的目标状态。

1. 获得至少能够使患者进行深呼吸的镇痛治疗,如果可能,还可以进行有效的咳嗽。

2. 采取预防恶心的措施,这样患者至少可以从术后第 1 天起少量饮水。

3. 制订行走计划,允许患者至少从术后第 1 天起开始活动。

4. 使用计步器作为辅助激励措施,以增强患者的康复意愿并设定目标直至出院。

## 1.4　反思外科医师在围术期管理中的作用

当我们考虑如何建立一个以帮助改善围术期的管理及外科医师的工作的系

统时，必须考虑外科医师在医学领域的工作特性。

不仅是外科医师，所有医师的分工已经越来越明细。随着团队医疗的兴起，例如营养支持团队（nutritional support team，NST）和围术期管理团队，跨部门合作中医护人员和新任务的重新分配变得更加容易。外科医师应该认识到这一点并做好相应准备。

执行普通外科手术的医师有一个共同特征，那就是他们具有舍我其谁的责任感。尽管在某些领域内医疗部门和专科细化仍在继续，但这种责任感仍然存在。外科医师的责任感有时倾向于"如果我自己不这样做，我会内心不安"。正是由于外科医师正朝着专业细化的方向发展，因此学会谦逊并进行学科间协作是非常必要的。

围术期的医疗处置应更加依靠团队合作而不仅是个人努力。采用团队医疗的情况在持续增加，因此我们更期望建立一个能将 ESSENSE 四个方面都纳入考量的协作系统。建立统一的团队目标，重新加强医—医和医—患之间的沟通，这样不仅可以促进患者康复，还可以提高患者对手术治疗的满意度。

## 1.5 对专业间合作的标准化价值的评估

我们认为，共享评估指标对于专业之间的沟通十分必要。目前已提出若干评估指标。对于疼痛评估，我们提出了一种可以在无痛的情况下完成的、以目标为导向的疼痛评估方法，而不是简单地使用视觉模拟评分量表（Visual Analog Scale）或 Prince Henry 医院疼痛量表等数字量化疼痛程度[3]。早期的独立活动可以通过使用计步器计算一天内步行的步数来确定，而早期自主营养摄入则侧重于每日能量摄入量（kcal/d）。我们认为外科医师、麻醉师、护士、物理治疗师、营养师、药剂师等都可以使用这些要素来了解患者存在的问题，并创建一套促进患者持续改善的系统。

创建新系统可能是一项艰巨的任务。但是，在每个机构中，多元化的团队医疗系统应该已经建立，我们可以找到一种方法来增加这些系统的实际效益并完善组织。

通过结合 ESSENSE 来改良每种类型手术的关键路径是一种现实的改进方法。营养摄入的评估是通过使用世界卫生组织的安全手术检查表的 NST 与麻醉科和外科部门展开有效合作来进行的[4]。此外，将一些项目纳入围术期管理可以确保有效的信息交流。

在日本，"康复营养（rehabilitation nutrition）"这个词正在迅速普及[5]。电子病历的出现和广泛应用促进了信息分享与传播，如果能够在康复医师、物理治疗师、作业治疗师、言语治疗师和营养师之间实现信息和目标共享，更会加速"康复营养"的推动。充分利用现有方法和组织有益于每个工作类别的发展。

## 1.6　平衡计分卡对围术期管理的评估

人们曾经根据"财务收入"来判定企业的成就。然而，现今仅仅根据财务收入来评估公司的优劣是不切实际的。因此，社会需要一种方法评估和管理不同企业。

目前可用的方法之一是使用平衡计分卡（balanced score-card，BSC）[6]。BSC 从四个方面掌控公司的管理系统：①财务；②客户；③业务流程；④员工的学习和成长。BSC 蕴藏的理念是努力维持这四个方面之间的平衡，这是确保公司持续发展的关键。作者认为这种方法可以很容易地理解为评估和改进围术期管理工作的一项措施。

在公司中，"财务"意指"利润"。然而，在围术期管理中，如图 1.3 所示，"财务"由"安全和高质量的治疗"取代，如"并发症数量"和"住院时长"。

"客户"意指患者生理反应的程度、早期独立身体活动、早期自主营养摄入、焦虑消除程度、意愿增加程度等。

对于"业务流程"，可以使用如依照 ERAS 建议创建早期步行程序及取消术前禁食的干预项目。

对于"员工"，我们指的是技术、知识和参与资格。

在这里介绍 BSC，是因为作者认为有助于更容易地解释 ERAS 和 ESSENSE 观点之间的差别。虽然 ERAS 规定了干预措施，但 ESSENSE 强调了患者预期的状态变化。

使用 BSC 进行评估时，我们建议每一阶段都应包含与各种干预措施对应的评估指标，这使我们能够在最终结果中评估每种干预措施的权重。举例说明，是否确定以疼痛量表进行"术后期间创口疼痛"的定量评估；是否可以根据每日步数表示康复进展；以及是否能用数值量化来评定疼痛是否是活动恢复的抑制因素。

如 ERAS 在规范"干预措施"时，人们担心满意度可能会被忽视。然而，将"患者状态"作为目标结果设定也可以激励患者康复。

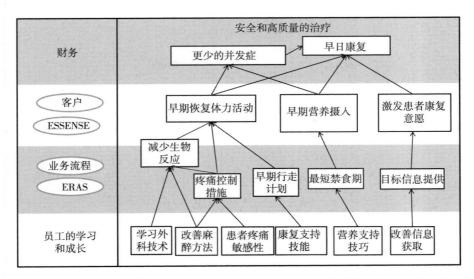

图 1.3 使用平衡记分卡评估围术期管理。当 BSC 被用作公司绩效的评估方法时，可以理解在围术期管理中 ERAS 和 ESSENSE 在平衡计分卡中的区别

　　ESSENSE 项目概述了外科医师在与围术期治疗相关的组织管理中起的作用。

　　为了建立更好的手术管理系统，有必要发掘每位医护人员的能力。作者认为外科医师有责任将每个专业岗位的能力和必然性结合起来，以提升团队的综合实力。

## 参考文献

1. Fearon KCH, Ljungqvist O, Von Meyenfeldt OM, et al. Enhanced recovery after surgery: a consensus review of clinical care for patients undergoing colonic resection. Clin Nutr. 2005; 24:466–77.
2. Spanjersberg WR, Reurings J, Keus F, et al. Fast track surgery versus conventional recovery strategies for colorectal surgery. Cochrane Database Syst Rev. 2011;16(2):CD007635.
3. Pybus DA, Torda TA. Dose-effect relationships of extradural morphine. Br J Anaesth. 1982; 54: 1259–62.
4. Sparkes D, Rylah B. The World Health Organization surgical safety checklist. Br J Hosp Med (Lond). 2010;71(5):276–80.
5. Wakabayashi H, Sakuma K. Rehabilitation nutrition for sarcopenia with disability: a combination of both rehabilitation and nutrition care management. J Cachexia Sarcopenia Muscle. 2014;5(4):269–77.
6. Kaplan RS, Norton DP. The balanced scorecard: measures that drive performance. Harv Bus Rev. 1992;70:71–80.

# 第 2 部分

# 手术引发应激反应
# 的缓解方法

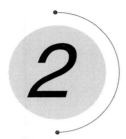

# 缩短术前禁食时间以防止应激反应和脱水

Hideki Taniguchi 和 Keiko Ushigome

**摘要** 缩短术前禁食时间能够减轻患者生理和心理负担，而且能够预防术前脱水现象，可能会使麻醉期间的循环动力学变得稳定，最终提高手术的安全性。通过缩短禁食时间，不摄入碳水化合物的时间也会缩短，从而抑制术后胰岛素抵抗的增加。本文介绍了各国禁食指南及其科学依据，并对术前饮食进行了概述，其目的是达到加速外科康复所推荐的尽量缩短术前禁食时间，达到防止术后应激和脱水的管理目标。

**关键词** 术前禁食；ERAS；清澈液体；碳水化合物负荷；口服补液

## 2.1 概述

为了防止全身麻醉后的呕吐和误吸，患者通常需要在术前很长一段时间内禁食。然而，近年的研究表明，没有明确的证据或科学依据支持过长时间术前禁食的实施。而严格按照循证建议的进食类型和时间来实施术前经口进食的方法具有安全性。此外，经口进食对减少生理性应激反应很有利，因为避免术前脱水可

H. Taniguchi （✉）, K. Ushigome
日本神奈川县横滨泽井东武医院围术期支持中心
e-mail: taniguchihideki@outlook.jp

使围术期的应激最小化[1-3]。

## 2.2　美国麻醉医师学会、欧洲临床营养和代谢学会术前禁食指南

许多随机对照试验（randomized controlled trials，RCT）显示，在拟行全麻的不同年龄组患者中，缩短禁食时间并不影响患者的胃液量和pH，吸入性肺炎的发生率无显著变化，因此缩短禁食时间对患者是安全的[2]。美国麻醉医师协会（American Society of Anesthesiologists，ASA）1999年发布了术前禁食临床指南[1]。在过去几年里，几个欧洲国家也发布了类似的指南[3]。除紧急情况和预计胃排空延迟的情况，这些指南表明，允许在麻醉前2～3小时摄入清澈液体（水、碳水化合物饮料、不加奶的咖啡或茶、无渣的果汁）或麻醉前6小时摄入轻质食物（烤面包和不含脂肪的食物）（表2.1）[1-3]。同样，欧洲临床营养和代谢学会（European Society for Clinical Nutrition and Metabolism，ESPEN）2009年发布的围术期静脉营养指南提出，术前禁食在大多数情况下是不必要的（推荐等级A）：术前摄入液体不仅不会增加吸入性肺炎的风险，而且可以预防许多患者出现口渴的感觉[4]。

表2.1　由各国麻醉学会推荐的术前禁食时长

| 国家 | 禁食时间（小时） | |
| --- | --- | --- |
| | 饮品：清澈液体[a] | 固体：轻质食物[b] |
| 英国 | 3 | 6～8 |
| 加拿大 | 2 | 6～8 |
| 美国 | 2 | 6 |
| 挪威 | 2 | 6 |
| 瑞士 | 2 | 从术前一日的午夜开始 |
| 德国 | 2 | 6 |
| 日本 | 2 | 没有共识 |

注：这些指南的适用范围不包括急症和胃肠梗阻患者。

[a] 清澈液体：例如水、茶、苹果汁或橙汁（无渣）、咖啡（不含牛奶）和碳水化合物饮料（运动饮料和口服补液盐）。

[b] 轻质食物：烤面包加清水一类的饮料。

## 2.3　Cochrane图书馆术前推荐

术前禁食的目的是预防由于胃内容物和胃酸增多而引起的反流与误吸。然而许多随机对照试验研究表明，按照严格的禁食时间和摄食类型建议，术前经口

进食是安全的。2003 年 Cochrane 图书馆综述报道称，在健康人群中，手术前一晚禁食和缩短禁食时间相比，发生胃反流和误吸的概率并无差别，相关死亡率也没有变化。作者建议在麻醉前一晚禁食的标准做法应该根据实际情况来进行调整[2]。

## 2.4　根据快速通道方案或加速外科康复方案管理术前禁食

无论是美国 Cotton 提出的快速通道方案[5]，还是北欧 Fearon 等人报道的 ERAS 方案[6]，其主要目的都是为了提高患者术后的恢复速度。一些研究证明在手术前一晚摄入 800ml 浓度为 12.5% 的碳水化合物（carbohydrate-content，CHO）和在术前 2 小时摄入 400ml 浓度为 12.5% 的碳水化合物可以减少术后胰岛素抵抗，正是基于这样的证据，这些方案才建议在术前 2 小时积极摄入含高碳水化合物饮料。目前许多有关浓度为 12.5% 的碳水化合物饮料的安全性研究已经发表，包括一项使用放射性同位素和 MRI 进行的研究[7]。

## 2.5　日本的指南

2012 年 7 月，日本麻醉医师协会发布了术前禁食指南（表 2.2，http：//www.anesth.or.jp/guide/pdf/guideline_zetsuinshoku. Pdf）。与其他国家麻醉学协会的建议相似，任何年龄的患者在手术前 2 小时饮用清水是安全的。无论是全身麻醉还是局部麻醉，摄入液体的量和速度都可以自由调节。另一方面，对于固体食物没有明确的禁食时间建议，原因如下：与液体相比，固体食物的禁食时间证据不足；固体食物和流质食物之间区别不明显；食物的营养成分有很大的差异。

表 2.2　2012 年日本麻醉医师协会发布的术前禁食指南

| 术前摄入食物 | 禁食时间（小时） |
| --- | --- |
| 清澈液体 | 2 |
| 纯牛奶 | 4 |
| 果味奶 / 牛奶 | 6 |

来源：http：//www.anesth.or.jp/guide/pdf/guideline_zetsuinshoku. Pdf

## 2.6　术前摄入的饮料

### 2.6.1　液体饮品

正如前一节所讨论的，美国和欧盟成员国的术前饮用液体指南表明，允许在麻醉手术前 2 ～ 3 小时内摄入清澈液体 [1-3]。然而，应该注意的是，所有指南都排除了急诊和胃肠道疾病患者。值得注意的是，摄入含有氨基酸和维生素的口服营养补充剂（oral nutritional supplement，ONS），即便只是少量，也需要 3 小时才能排空 [7]。因此，在快速通道方案和 ERAS 方案中，唯一安全的饮料是浓度为 12.5% 的 CHO 饮料，因为研究表明，这个浓度的 CHO 饮料的胃排空时间与其他清澈液体排空时间一致 [5,6]。除了 ONS 和浓度高于或低于 12.5% 的 CHO 饮料外，还没有证据表明其他饮料的安全性，因此还需要对其他饮料的使用进行大量的研究。

### 2.6.2　术前饮品的选择方法

外科医师和麻醉医师会根据以下目标从清澈液体饮料中选择一种：①抑制术后胰岛素敏感性下降；②补充水和电解质。有证据证实，术前饮用清水对抑制术后胰岛素抵抗和补充水、电解质是安全有效的，也可以使用 12.5% 的碳水化合物饮料（术前碳水化合物负荷）[5,6] 和术前口服补液溶液（oral rehydration solution，ORS）[8,9] 达到以上的目标。各类饮料的目标和适应证见表 2.3。

**表 2.3　清澈液体饮料的分类和选择方法**

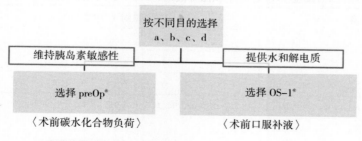

**【清澈液体*】**

a. 清水、茶、碳酸饮料
b. 不加奶（脂质）的咖啡或茶
c. 无渣果汁
d. 碳水化合物饮料（preOp**和OS-1***）

按不同目的选择
a、b、c、d

维持胰岛素敏感性　　　　　提供水和解电质

选择 preOp®　　　　　选择 OS-1®

〈术前碳水化合物负荷〉　　　〈术前口服补液〉

\* 麻醉前服用安全
\*\* preOp®：NUTRICIA　\*\*\* OS-1®：大冢制药株式会社
已确定为术前饮用安全的碳水化合物饮料

### 2.6.3 术前口服补液治疗（PO–ORT）

有关 ERAS 方案的报道表明，摄入碳水化合物（CHO 负荷）能够减轻术后胰岛素抵抗，从而提高术后恢复能力[5,6]。然而，在食品安全性和有效性证据方面，与 ERAS 方案（表 2.4）所建议的碳水化合物产品相似的产品在日本尚未上市。而"术前口服补液治疗（preoperative oral rehydration therapy，PO-ORT）"使用的口服补液剂（oral rehydration solution，ORS），归类为含碳水化合物的饮料，一般称为清澈液体。日本多家医院都推荐了这类饮料（表 2.4）[8,9]，这些医院在术前就停止肠外营养，并且缩短了患者的住院周期[10]。我们调查了使用 PO-ORT 前后 1 年内静脉输注液体的频率（对比了 2006 年 7 月至 2007 年 7 月和 2007 年 7 月至 2008 年 7 月期间的患者），发现术前使用 PO-ORT 进行液体管理的患者，静脉输液的频率明显下降 [（27±9）次 / 月 $vs.$ （15±9）次 / 月，$P < 0.01$]。使用 PO-ORT 也减少了病房护士的工作量[11]。2011 年欧洲麻醉学会（European Society of anaesiology）发布的《成人和儿童围术期禁食指南》（Perioperative fasting in adults and children）中提到了 PO-ORT，在补充水分和电解质方面 PO-ORT 与静脉输液一样有效，而且可以减少因静脉输液引起的口渴、饥饿、焦虑和活动受限情况。此外，PO-ORT 可以使患者安全进行全身麻醉而不增加胃液容量[2]。虽然指南中推荐口服补液剂作为碳水化合物饮料，但并没有说明其对胰岛素抵抗的影响。Yatabe 等人使用葡萄糖钳夹技术研究健康受试者的胰岛素抵抗现象，研究中使用的 ORS 碳水化合物浓度低至 2.5%，与正常碳水化合物对比，结果显示 2.5% 碳水化合物对胰岛素抵抗的影响较小。但是研究结果表明口服补液剂可降低胰岛素抵抗[12]。要将 PO-ORT 作为术后快速康复的必要手段之一，必须进一步研究它对增强术后恢复的作用[13]。

表 2.4 对比口服补液剂（ORS）和碳水化合物饮料

| 物质 | 单位 | 口服补液剂（OS-1®a） | 碳水化合物饮料（preOp®） |
|------|------|------|------|
| 碳水化合物 | % | 2.5（葡萄糖 1.8） | 12.5（葡萄糖 2.1） |
| $Na^+$ | mEq/L | 50 | 22 |
| $K^+$ | mEq/L | 20 | 31 |
| $Mg^{2+}$ | mEq/L | 2.0 | 0.0 |
| 乳酸盐 | mEq/L | 31 | — |
| $Cl^-$ | mEq/L | 50 | 0.2 |
| 磷 | mmol/L | 2.0 | 0.0 |

| 物质 | 单位 | 口服补液剂（OS-1®a） | 碳水化合物饮料（preOp®） |
|---|---|---|---|
| 渗透压 | mOsm/L | 约 270 | 约 240 |
| pH | — | 3.9 | 4.9 |

注：OS-1，由日本德岛大冢制药株式会社制造，在日本分类为食品。

OS-1® 是一种符合 WHO 推荐的口服补液疗法的饮料，其配方基于美国儿科学会认可的口服补液指南。

mOsm，毫渗摩尔。

## 2.7　术前固体食物摄入

与液体相比，对术前固体食物摄入的大规模调查数量有限，几乎没有关于安全性的证据。因此，为增加安全性，建议术前禁食固体食物的时间比生理胃排空时间更长。在 ASA 择期手术的指南中，麻醉前禁食轻质食物至少自术前 6 小时起，油炸食品和其他含脂肪的固体食品至少 8 小时。与液体相比，固体需要物理消化或粉碎为直径 1mm 或更小的颗粒通过幽门。被分解的固体在餐后 2～3 小时内通过幽门，而大于 1mm 的固体在胃内停留的时间更长。胃肠蠕动是由于消化间迁移运动复合体（migrating motor complex，MMC）引起的，餐后 2～3 小时，胃肠蠕动导致胃排空。这意味着，从理论上讲，一个生理健康的人，即使吃的是固体食物，他的胃应该在 180 分钟左右排空。然而，这一领域仍然需要更多积极的研究 [14]。

## 2.8　通过避免禁食和 CHO 负荷来减轻压力

### 2.8.1　避免禁食与术后恢复

目前已证实，缩短禁食时间可有效改善患者预后。使用局部麻醉进行硬膜外镇痛或使用麻醉诱导剂会导致心血管抑制，出现脱水症状的患者需要进行液体复苏，但这也增加了液体过载的风险 [15]。由于肠道运动能力下降，液体过量会延迟术后恢复。2006 年，Lobo 等的研究表明，患者到手术室后保持"正常的水分和电解质平衡"，术后恢复的速度更快 [16]。因此，作者认为应尽量缩短术前禁食期。另外也有一份报道指出，麻醉前一晚开始禁食并不会减少循环血容量 [17]。这提出了另一个需要更多研究的领域。

除了生理效应，禁食的心理效应也必须考虑到。在强化 ERAS 方案中，通过缩短术前禁食时间来减轻患者的心理压力是首选方法。研究表明，口服碳水化合物饮料（CHO 负荷）的患者比禁食的患者更少出现口渴和饥饿，从而减轻了术前的焦虑。这一点也可以用在其他方面，例如病房的患者管理中，并非都需要静脉输液 [5,6]。

### 2.8.2　术前 CHO 负荷

手术应激会强化应激相关激素的作用，降低术后胰岛素敏感性。反之，在强化方案中，除了术后胸段硬膜外镇痛和治疗性运动外，为了维持术后胰岛素敏感性，建议口服 12.5% 的高浓度 CHO 饮料。患者在术前一晚饮用 800ml CHO 饮料，手术前 2 ~ 3 小时饮用 400ml CHO 饮料。如果不能口服，则静脉注射 CHO 负荷 [5,6]。需要注意的是，这里讨论的高浓度 CHO 饮料的浓度值为 12.5%，没有证据表明更高或更低的浓度有效。此外，Mathur 等的一项双盲研究显示，CHO 饮料和有味道的安慰剂饮料对结直肠手术和肝切除手术患者的住院天数和疲劳恢复程度的影响没有差异 [18]。因此，CHO 负荷的影响还需要进一步研究。

## 2.9　结论

缩短术前禁食时间，可以缓解患者的身心压力。此外，术前预防脱水，可以稳定麻醉期间循环动力，从而增加手术的安全性。缩短禁食时间，使碳水化合物停止摄入的时间也缩短，从而减轻术后胰岛素抵抗，促进患者的术后恢复。

## 参考文献

1. American Society of Anesthesiologists Task Force on Obstetric Anesthesia. Practice guidelines for obstetric anesthesia: an updated report by the American Society of Anesthesiologists Task Force on Obstetric Anesthesia. Anesthesiology. 2007;106:843–63.
2. Brady M, et al. Preoperative fasting for adults to prevent perioperative complications. Cochrane Database Syst Rev. 2003;4:CD004423.
3. Smith I, Kranke P, Murat I, et al. European Society of Anaesthesiology. Perioperative fasting in adults and children: guidelines from the European Society of Anaesthesiology. Eur J Anaesthesiol. 2011;28(8):556–69.
4. Braga M, et al. ESPEN guidelines on parenteral nutrition: surgery. Clin Nutr. 2009;28:378–86.
5. Kehlet H, Wilmore DW. Evidence-based surgical care and the evolution of fast-track surgery. Ann Surg. 2008;248:189–98.
6. Fearon KC, Ljungqvist O, Von Meyenfeldt M, et al. Enhanced recovery after surgery: a consensus review of clinical care for patients undergoing colonic resection. Clin Nutr. 2005;24:466–77.
7. Lobo DN, Hendry PO, Rodrigues G, et al. Gastric emptying of three liquid oral preoperative metabolic preconditioning regimens measured by magnetic resonance imaging in healthy adult volunteers: a randomised double-blind, crossover study. Clin Nutr. 2009;28:636–41.

8. Itou K, Fukuyama T, Sasabuchi Y, et al. Safety and efficacy of oral rehydration therapy until 2 h before surgery: a multicenter randomized controlled trial. J Anesth. 2012;26(1):20–7.

9. Taniguchi H, Sasaki T, Fujita H. Oral rehydration therapy for preoperative fluid and electrolyte management. Int J Med Sci. 2011;8(6):501–9.

10. Taniguchi H, Sasaki T, Fujita H, et al. Preoperative fluid and electrolyte management with oral rehydration therapy. J Anesth. 2009;23:222–9.

11. Taniguchi H. Evidence for preoperative fasting and non-fasting: safety modality is always being explored by anesthesiologists. J Jpn Soc Clin Anesth. 2011;31:959–71.

12. Yatabe T, Tamura T, Kitagawa H, et al. Preoperative oral rehydration therapy with 2.5% carbohydrate beverage alleviates insulin action in volunteers. J Artif Organs. 2013;16(4):483–8.

13. Taniguchi H, Sasaki T, Fujita H, et al. Modified ERAS protocol using preoperative oral rehydration therapy: outcomes and issues. J Anesth. 2014;28(1):143–7. https://doi.org/10.1007/s00540-013-1769-3.

14. Meyer JH, Elashoff JD, Lake R. Gastric emptying of indigestible versus digestible oils and solid fats in normal humans. Dig Dis Sci. 1999;44:1076–82.

15. Thiele RH, Raghunathan K, Brudney CS, et al. Perioperative Quality Initiative (POQI) I Workgroup. American Society for Enhanced Recovery (ASER) and Perioperative Quality Initiative (POQI) joint consensus statement on perioperative fluid management within an enhanced recovery pathway for colorectal surgery. Perioper Med. 2016;5:24. https://doi.org/10.1186/s13741-016-0049-9.

16. Lobo DN, et al. How perioperative fluid balance influences postoperative outcomes. Best Pract Res Clin Anaesthesiol. 2006;20(3):439–55.

17. Jacob M, et al. Blood volume is normal after pre-operative overnight fasting. Acta Anaesthesiol Scand. 2008;52(4):522–9.

18. Mathur S, et al. Randomized controlled trial of preoperative oral carbohydrate treatment in major abdominal surgery. Br J Surg. 2010;97:485–94.

# ERAS 计划中的术前肠道准备：潜在的优点或缺点

Takeshi Yamada、Yasuyuki Yokoyama、Kouki Takeda、Goro Takahashi、Takuma Iwai、Michihiro Koizumi、Akihisa Matsuda、Seiichi Shinji、Keisuke Hara、Satoshi Matsumoto、Keiichiro Ohta 和 Eiji Uchida

**摘要** 一个多世纪以来，外科医师一直在使用术前机械肠道准备（preoperative mechanical bowel preparation, MBP）来减少大肠内的排泄物。然而，在过去的 20 年中，一些随机试验和一项大规模的荟萃分析都未能证明仅接受 MBP 的患者在接受选择性结直肠手术后手术部位感染（surgical site infection, SSI）的发生率降低。1971 年有报道称，MBP 清除了毛粪便，但不会改变结肠腔中微生物的数量。结合口服抗生素的 MBP 可以降低 SSI 的发病率。MBP 不影响结肠手术中吻合口漏的发生率。然而，我们不应该将直肠手术等同于结肠手术，因为前者的吻合口漏发生率较高。此外，省略 MBP 也是老年患者发生吻合口漏的危险因素。MBP 不会降低接受消化道手术（不适用于结直肠癌）患者 SSI 的发生率，如食管成形术、肝切除术或胰腺十二指肠切除术。MBP 会对术后肠道动力产生负面影响。值得注意的是，省略 MBP 可能会对患者的长期生存产生

T. Yamada（✉）、Y. Yokoyama、K. Takeda、G. Takahashi、T. Iwai、M. Koizumi
A. Matsuda、S. Shinji、K. Hara、S. Matsumoto、K. Ohta、E. Uchida
日本东京日本医科大学消化外科
e-mail: y-tak@nms.ac.jp

不利影响，然而，这一假设是有争议的。

**关键词**　机械肠道准备；加速外科康复；手术部位感染

## 3.1　概述

一个多世纪以来，外科医师一直在使用术前机械肠道准备（MBP）来减少大肠内的粪便，理论上 MBP 可以减少手术区内的细菌负荷，并降低术后手术部位感染（SSI）的风险。在过去的 20 年中，一些随机试验和大规模荟萃分析都未能证实与未做肠道准备的患者相比，单独接受 MBP 治疗的患者在进行选择性结直肠手术后 SSI 发生率降低 [1-6]。此外，据报道，MBP 会提高 SSI 的发生率 [7,8]。然而，许多外科医师更喜欢 MBP。为何他们更喜欢 MBP？我们应该了解 MBP 的优点和缺点。

## 3.2　MBP 减少粪便，但不减少微生物

人们认为术后感染并发症与感染性肠内容物有关。然而，没有证据支持这一点。MBP 并不能减少微生物。1971 年，Nicols 等报道，没有联合抗菌药物的 MBP 清除了毛粪便，但并没有改变结肠腔中微生物的数量 [9]。他们还报道，MBP 在饮食限制、缓泻剂、灌肠剂的作用下，只显著降低大肠菌群的平均浓度。结肠微生物群的主要成分专性厌氧菌，以及其他需氧菌和微氧肠道细菌没有受到显著影响 [10]。然而，除 MBP 外，口服抗生素也被证明可以抑制需氧和厌氧微生物 [11]。因此，从理论上讲，单用 MBP 并不能降低 SSI 的发生率。

有人认为 MBP 可升高艰难梭菌感染的发生率 [12]。然而，这一观点存在争议。Kim 等报道，MBP 与口服抗生素的联合使用降低了艰难梭菌感染率 [13]。一些研究人员还报道，MBP 与艰难梭菌感染发生率的升高无关 [14-16]。

## 3.3　MBP 和口服抗生素降低结肠手术中 SSI 的发生率

结肠手术前接受 MBP 并口服抗生素的患者，浅表 SSI、深层 SSI、器官间隙 SSI、任何 SSI、吻合口漏、术后肠梗阻、脓毒症、再入院和再手术的发生率均低于未接受治疗的患者 [6,17,18]。Moghadamyeghaneh 等报道，在行左结肠切除术的患者中，MBP 和口服抗生素的联合应用显著降低了总体并发症发生率及浅表 SSI、吻合口漏和腹腔内感染的风险 [19]。然而，已经有报道提出仅口服抗生素就

可以降低 SSI、吻合口漏、术后肠梗阻和选择性结直肠手术后的主要并发症发生率[20,21]。因此，MBP 的作用仍不清楚。

## 3.4 MBP 对结肠手术吻合术的影响

在许多研究中，MBP 并不影响吻合口漏的发生率[3,4,22,23]。在选择性结直肠手术中，MBP 并未降低吻合口漏的发生率和死亡率。死亡率、手术再干预，以及肠道污染的程度在有和没有进行 MBP 的患者之间无差异[24]。

Bucher 等报道显示，MBP 没有降低吻合口漏的发生率，也没有降低脓毒症并发症的发生率[25]。Elnahas 等报道称，省略 MBP 与选择性左侧结直肠切除术后 30 天吻合口漏发生率较高有相关性[26]。

## 3.5 直肠癌 MBP 治疗

只有少数报道描述了 MBP 在直肠手术患者中的作用。然而，我们不应该将直肠手术等同于结肠手术，因为前者吻合口漏发生率较高，有必要对在腹膜边缘以下进行选择性直肠手术和腹腔镜手术的患者进行进一步研究。

Bretagnol 等的报道显示，无 MBP 组的总体发病率和传染性发病率明显高于 MBP 组。但这两组吻合口漏和主要并发症发生率无显著差异[27]。Ji 等的报道显示，吻合口漏发生率没有差异。然而，无 MBP 组中需要手术探查的临床吻合口漏的发生率明显较低。MBP 组与无 MBP 组的吻合口漏的临床严重程度在住院时间、恢复正常饮食所需时间、抗生素使用时间、肠梗阻率、输血率、ICU 入住率和死亡率等方面没有显著差异[28]。

相反，Pittet 等的报道显示，与 MBP 相比，直肠手术前的简单直肠灌肠与术后感染并发症较多或总体发病率较高无关。总体发病率、盆腔脓肿形成、伤口感染、腹腔感染和非传染性腹部并发症（如肠梗阻和出血）也相当[29]。

## 3.6 老年结肠手术患者 MBP 治疗

老年结肠手术患者 MBP 的适应证应更谨慎。MBP 会给老年人带来各种风险，包括水和电解质失衡。然而，美国外科医师学会国家外科质量改善计划（American College of Surgeons National Surgical Quality Improvement Program）的数据库审查报告显示，省略 MBP 是老年患者吻合口漏发生的危险因素，类似于 ASA 第Ⅲ级和第Ⅳ级、慢性阻塞性肺疾病、糖尿病、吸烟史、体重减轻及结肠切除术后伤口感染史[30]。Dolejs 等报道称，MBP 和口服抗生素降低了老年患者的吻合口漏发生率、肠梗阻发生率、SSI、器官间隙 SSI 和呼吸功能损伤的发生率，并缩短了住院时间[31]。

## 3.7　不涉及结直肠癌的消化系统癌症患者 MBP 治疗

MBP 并不降低食管成形术、肝切除术或胰十二指肠切除术患者包括 SSI 在内的术后并发症发生率。在食管成形术中，MBP 的省略对术后并发症的发生率有积极的影响。各组在切除率、结肠或腹壁吻合口裂开率和死亡率上无显著差异。然而，无 MBP 患者的宫颈渗漏发生率明显低于 MBP 患者[32]。在行肝细胞癌肝切除术的患者中，MBP 似乎不会影响短期结局，如整体并发症和主要并发症（Clavien–dindo 分级 ≥ 3）、肝衰竭的发生率和 SSI[33]。而在接受胰十二指肠切除术的患者中，MBP 没有临床疗效。在接受 MBP 或清澈液体饮食的患者中，胰瘘、腹腔脓肿或伤口感染的发生率没有差异[12]。

## 3.8　MBP 的优点

MBP 可能对结肠癌患者的预后有积极影响。Collin 等报道称，MBP 患者的 10 年肿瘤特异性生存率明显优于无 MBP 患者。他们对这一发现的解释如下：MBP 可能会清除结肠癌任何可能存在的循环癌细胞，并降低扩散的风险。另一种可能是：经过机械肠道准备的空结肠在手术过程中更容易处理，技术上应该更容易。这可能会促使采用一个引起更多的血管近端分离、需要切除更多淋巴结的根治性手术。在空结肠更容易辨认肿瘤，因此切缘更精确[34]。相反，MBP 可能会采用更有力的结肠机械清洁，使癌细胞从肿瘤中脱落，从而增加扩散的风险。此外，MBP 可能无法促进手术，因为和没有进行 MBP 的患者相比，MBP 患者手术时间并无差异[23]。两份报道显示，在结肠癌手术之前，MBP 并没有改善长期生存率[35, 36]。

Ikehara 等报道称，使用聚乙二醇（polyethylene glycol，PEG）的 MBP 显著降低了结肠癌手术中脱落癌细胞的阳性检出率，其中包括使用肠吻合器的功能端对端吻合。他们用 100ml 的生理盐水清洗肠吻合器，并及时对洗涤样品进行细胞学分析。

据报道，研究者在动物身上进行了一项有趣的实验。MBP 减少了肠内容物，增加了腹腔镜检查的工作空间[37]。获得足够的工作空间对于腹腔镜手术的良好视野和处理至关重要。

## 3.9 MBP 的缺点

MBP 会对结肠术后的肠道动力产生负面影响。此前，我们对 282 例结肠癌患者进行了观察性研究。结果表明应用 PEG 的 MBP 对开腹手术和腹腔镜结肠手术后的肠道动力均产生负面影响 [23]。Jung 等报道，MBP 延迟了开腹结肠术后的第一次排便 [38]。同样，Bucher 等报道称，PEG 延迟了左侧结肠术后的第一次排便。Murphy 等报道称，MBP 是造成术后肠梗阻的危险因素，类似于吸烟、减重、术前口服抗生素和开腹手术 [39]。相反，一些研究人员的报道称，联合口服抗生素的 MBP 降低了肠梗阻的发生率 [13, 16]。

切除标本中的肠内容物无显著差异。MBP 组术中粪便和术后第一次粪便中的细菌菌群数量（如双歧杆菌和总乳酸菌）明显低于无 MBP 组。在 MBP 组中，粪便中的有机酸（如醋酸、丙酸和丁酸）明显低于无 MBP 组，乳酸水平明显高于无 MBP 组。MBP 组术后琥珀酸水平明显高于术前 [40]。

两项有趣的动物实验报道，MBP 增加了大鼠的胆汁分泌，引起小肠和大肠轻度充血、水肿和炎症 [41]。MBP 对大鼠结肠内的细胞增殖和细胞内丁酸运输有负面影响 [42]。充血、水肿和炎症会对吻合口愈合和肠道蠕动产生负面影响。细胞低增殖也可能对吻合愈合有负面影响。

## 3.10 结论

在消化道手术中，单用 MBP 并不能降低肠道细菌的数量和并发症发生率。因此，不建议仅使用 MBP。联合口服抗生素的 MBP 可降低 SSI。然而，目前尚不清楚单独采用口服抗生素或联合 MBP 是否可取。对于老年患者和直肠手术的患者仍需进一步的研究。

**致谢：**感谢 Edanz Group（www.edanzediting.com）对本稿件初稿的编辑。

## 参考文献

1. Zmora O, Mahajna A, Bar-Zakai B, et al. Colon and rectal surgery without mechanical bowel preparation: a randomized prospective trial. Ann Surg. 2003;237:363–7.
2. Ram E, Sherman Y, Weil R, et al. Is mechanical bowel preparation mandatory for elective colon surgery? A prospective randomized study. Arch Surg. 2005;140:285–8.
3. Contant CM, Hop WC, van't Sant HP, et al. Mechanical bowel preparation for elective colorectal surgery: a multicentre randomised trial. Lancet. 2007;370:2112–7.
4. Jung B, Pahlman L, Nystrom PO, et al. Multicentre randomized clinical trial of mechanical bowel preparation in elective colonic resection. Br J Surg. 2007;94:689–95.
5. Guenaga KKFG, Matos D, Wille-Jørgensen P. Mechanical bowel preparation for elective

colorectal surgery. Cochrane Database Syst Rev. 2009;9:CD001544.

6. Koller SE, Bauer KW, Egleston BL, et al. Comparative effectiveness and risks of bowel preparation before elective colorectal surgery. Ann Surg. 2017. https://doi.org/10.1097/SLA. 0000000000002159. [Epub ahead of print].

7. Bucher P, Gervaz P, Soravia C, et al. Randomized clinical trial of mechanical bowel preparation versus no preparation before elective left-sided colorectal surgery. Br J Surg. 2005;92:409–14.

8. Slim K, Vicaut E, Launay-Savary MV, et al. Updated systematic review and meta-analysis of randomized clinical trials on the role of mechanical bowel preparation before colorectal surgery. Ann Surg. 2009;249:203–9.

9. Nichols RL, Condon RE, Gorbach SL, et al. Efficacy of preoperative antimicrobial preparation of the bowel. Ann Surg. 1972;176:227–32.

10. Nichols RL, Gorbach SL, Condon RE. Alteration of intestinal microflora following preoperative mechanical preparation of the colon. Dis Colon Rectum. 1971;14:123–7.

11. Nichols RL, Broido P, Condon RE, et al. Effect of preoperative neomycin-erythromycin intestinal preparation on the incidence of infectious complications following colon surgery. Ann Surg. 1973;178:453–62.

12. Lavu H, Kennedy EP, Mazo R, et al. Preoperative mechanical bowel preparation does not offer a benefit for patients who undergo pancreaticoduodenectomy. Surgery. 2010;148:278–84.

13. Kim EK, Sheetz KH, Bonn J, et al. A statewide colectomy experience: the role of full bowel preparation in preventing surgical site infection. Ann Surg. 2014;259:310–4.

14. Krapohl GL, Phillips LR, Campbell DA Jr, et al. Bowel preparation for colectomy and risk of Clostridium difficile infection. Dis Colon Rectum. 2011;54:810–7.

15. Sadahiro S, Suzuki T, Tanaka A, et al. Comparison between oral antibiotics and probiotics as bowel preparation for elective colon cancer surgery to prevent infection: prospective randomized trial. Surgery. 2014;155:493–503.

16. Englesbe MJ, Brooks L, Kubus J, et al. A statewide assessment of surgical site infection following colectomy: the role of oral antibiotics. Ann Surg. 2010;252:514–9. discussion 519–520

17. Althumairi AA, Canner JK, Pawlik TM, et al. Benefits of bowel preparation beyond surgical site infection: a retrospective study. Ann Surg. 2016;264:1051–7.

18. Kiran RP, Murray AC, Chiuzan C, et al. Combined preoperative mechanical bowel preparation with oral antibiotics significantly reduces surgical site infection, anastomotic leak, and ileus after colorectal surgery. Ann Surg. 2015;262:416–25. discussion 423–415

19. Moghadamyeghaneh Z, Hanna MH, Carmichael JC, et al. Nationwide analysis of outcomes of bowel preparation in colon surgery. J Am Coll Surg. 2015;220:912–20.

20. Garfinkle R, Abou-Khalil J, Morin N, et al. Is there a role for oral antibiotic preparation alone before colorectal surgery? ACS-NSQIP analysis by coarsened exact matching. Dis Colon Rectum. 2017;60:729–37.

21. Cannon JA, Altom LK, Deierhoi RJ, et al. Preoperative oral antibiotics reduce surgical site infection following elective colorectal resections. Dis Colon Rectum. 2012;55:1160–6.

22. Güenaga KF, Matos D, Wille-Jørgensen P. Mechanical bowel preparation for elective colorectal surgery. Cochrane Database Syst Rev. 2011;9:CD001544.

23. Yamada T, Kan H, Matsumoto S, et al. Dysmotility by mechanical bowel preparation using polyethylene glycol. J Surg Res. 2014;191:84–90.

24. van't Sant HP, Weidema WF, Hop WC, et al. Evaluation of morbidity and mortality after anastomotic leakage following elective colorectal surgery in patients treated with or without mechanical bowel preparation. Am J Surg. 2011;202:321–4.

25. Bucher P, Mermillod B, Gervaz P, et al. Mechanical bowel preparation for elective colorectal surgery: a meta-analysis. Arch Surg. 2004;139:1359–64. discussion 1365

26. Elnahas A, Urbach D, Lebovic G, et al. The effect of mechanical bowel preparation on anastomotic leaks in elective left-sided colorectal resections. Am J Surg. 2015;210:793–8.
27. Bretagnol F, Panis Y, Rullier E, et al. Rectal cancer surgery with or without bowel preparation: the French GRECCAR III multicenter single-blinded randomized trial. Ann Surg. 2010;252:863–8.
28. Ji WB, Hahn KY, Kwak JM, et al. Mechanical bowel preparation does not affect clinical severity of anastomotic leakage in rectal cancer surgery. World J Surg. 2017;41:1366–74.
29. Pittet O, Nocito A, Balke H, et al. Rectal enema is an alternative to full mechanical bowel preparation for primary rectal cancer surgery. Color Dis. 2015;17:1007–10.
30. Rencuzogullari A, Benlice C, Valente M, et al. Predictors of anastomotic leak in elderly patients after colectomy: nomogram-based assessment from the American College of Surgeons National Surgical Quality Program procedure-targeted cohort. Dis Colon Rectum. 2017;60:527–36.
31. Dolejs SC, Guzman MJ, Fajardo AD, et al. Bowel preparation is associated with reduced morbidity in elderly patients undergoing elective colectomy. J Gastrointest Surg. 2017;21:372–9.
32. Leal AJ, Tannuri AC, Tannuri U. Mechanical bowel preparation for esophagocoloplasty in children: is it really necessary? Dis Esophagus. 2013;26:475–8.
33. Hokuto D, Nomi T, Yamato I, et al. Impact of mechanical bowel preparation on postoperative outcomes after liver resection for patients with hepatocellular carcinoma: a single-center retrospective cohort study. Dig Surg. 2016;33:51–7.
34. Collin A, Jung B, Nilsson E, et al. Impact of mechanical bowel preparation on survival after colonic cancer resection. Br J Surg. 2014;101:1594–600.
35. van't Sant HP, Kamman A, Hop WC, et al. The influence of mechanical bowel preparation on long-term survival in patients surgically treated for colorectal cancer. Am J Surg. 2015;210:106–10.
36. Nicholson GA, Finlay IG, Diament RH, et al. Mechanical bowel preparation does not influence outcomes following colonic cancer resection. Br J Surg. 2011;98:866–71.
37. Vlot J, Slieker JC, Wijnen R, et al. Optimizing working-space in laparoscopy: measuring the effect of mechanical bowel preparation in a porcine model. Surg Endosc. 2013;27:1980–5.
38. Jung B, Lannerstad O, Pahlman L, et al. Preoperative mechanical preparation of the colon: the patient's experience. BMC Surg. 2007;7:5.
39. Murphy MM, Tevis SE, Kennedy GD. Independent risk factors for prolonged postoperative ileus development. J Surg Res. 2016;201:279–85.
40. Watanabe M, Murakami M, Nakao K, et al. Randomized clinical trial of the influence of mechanical bowel preparation on faecal microflora in patients undergoing colonic cancer resection. Br J Surg. 2010;97:1791–7.
41. Bingol-Kologlu M, Senocak ME, Talim B, et al. A comparative histopathologic evaluation of the effects of three different solutions used for whole bowel irrigation: an experimental study. J Pediatr Surg. 2000;35:564–8.
42. Brown SR, Ali MS, Williams M, et al. Cellular changes of the colon after mechanical bowel preparation. J Surg Res. 2015;193:619–25.

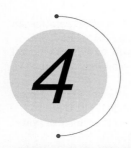

# 客观和定量评价消化系统外科术后疼痛

Masaki Kaibori、Hiroya Iida、Morihiko Ishizaki、Kosuke Matsui、
Tatsuma Sakaguchi、Hideyuki Matsushima、Junichi Fukui、Kentaro Inoue、
Yoichi Matsui 和 Masanori Kon

**摘要**

*背景*: 疼痛与很多主观因素有关, 因而难以评估。目前已开发了疼痛视觉
( Pain Visio ) 系统来定量评估疼痛并比较术后疼痛的强度。我们探究疼痛视觉系
统在评估消化系统术后疼痛方面的效用。

*方法*: 在接受开放或腹腔镜下肝切除术、胃切除术和胆囊切除术的患者中, 使
用视觉模拟评分 ( the visual analogue scale, VAS )、疼痛视觉系统和简洁 McGill 疼痛
问卷 ( the short-form McGill Pain Questionnaire, SFMPQ ) 测量疼痛评分。

*结果*: 以疼痛视觉系统为测量工具, 接受腹腔镜手术患者的术后疼痛强度
低于开腹手术患者, 根据 SFMPQ 评估结果, 在以右肋下切口行开放性肝切除术后
的患者中, 有超过 50% 的患者术后出现持续性重度钝痛。在开放性肝切除术患
者中, 通过疼痛视觉系统评估术后疼痛的强度, 术后 ( postoperative day, POD )

M. Kaibori （e-mail）
日本大阪关西医科大学平田医院外科
日本大阪关西医科大学下一代微创外科
e-mail: kaibori@hirakata.kmu.ac.jp

H. Iida、M. Ishizaki、K. Matsui、T. Sakaguchi、H. Matsushima、J. Fukui、K. Inoue、
Y. Matsui、M. Kon
日本大阪关西医科大学平四医院外科

第 7 天和第 10 天的疼痛强度显著低于术后第 1 天；疼痛强度也受其他变量影响，这些变量包括体重指数、皮肤切口长度和手术时间。术前预使用非甾体抗炎药可显著减轻开放性肝切除术患者的术后疼痛。

结论：疼痛视觉系统可有效量化评估消化系统术后的疼痛强度。客观评估术后疼痛可指导患者早期开始活动并提高患者生活质量。

**关键词** 消化外科术后疼痛；疼痛视觉；消化系统手术；肝切除术；非甾体抗炎药

## 4.1 概述

消化系统手术通常通过胸段硬膜外镇痛或静脉（ntravenous，IV）使用阿片类镇痛药物缓解患者的术后疼痛。尽管硬膜外镇痛通常被认为是术后疼痛治疗的金标准，但它也存在禁忌证，也可能存在多种并发症，限制了其临床应用范围。静脉注射阿片类镇痛药物可引起阿片类相关的副作用，且有时镇痛作用并不充分。因此，有必要研究传统镇痛技术的替代方法。

此外，需要一个新的准确的术后疼痛评估工具来评估术后疼痛缓解情况。然而，因为疼痛是一种感觉，受各种主观因素影响，很难测量和评估[1-3]。因此，主观评估方法，如视觉模拟量表（visual analogue scale，VAS）[4] 和面部疼痛评定量表（the face pain rating scale，FPRS）[5] 是临床上最初使用的疼痛评估方法。据我们所知，目前临床实践中尚无客观的评估疼痛的方法。

疼痛视觉（Pain Vision ™，PS-2100；Nipro Corporation，Osaka，Japan）是一种能够通过不同的感觉刺激代替疼痛从而定量评估疼痛的装置，近年来已经在日本的麻醉学领域和疼痛诊所应用[2,3,6]。在这项研究中，我们探究了疼痛视觉系统是否可以客观和定量评估术后疼痛，我们比较了接受包括肝切除术在内的不同类型消化系统手术患者的疼痛强度及有或无术前使用非甾体抗炎药（nonsteroidal anti-inflammatory drugs，NSAID）患者的疼痛强度。

## 4.2 方法

我们前瞻性地分析了 2012 年 3 月至 2014 年 12 月在关西医科大学附属医院（日本大阪）接受开放或腹腔镜下肝切除术、腹腔镜下胆囊切除术、开放或腹腔镜下远端胃切除术的患者。所有患者均签署了本研究的书面知情同意书，该议定书得到了伦理机构审查委员会的批准。

通过静脉注射异丙酚（1.5 ～ 2.0mg/kg）和舒芬太尼（0.3μg/kg）诱导全身麻醉。静脉注射罗库溴铵（0.9mg/kg）易于气管插管。气管插管后，应用两肺间歇性正压通气。通过静脉和吸入的麻醉药物（异丙酚、瑞芬太尼和七氟醚）维持麻醉。瑞芬太尼以起始剂量 8μg/（kg·h）输入，并最终逐渐调至 12μg/（kg·h）来控制手术期间疼痛对血流动力学变化的影响。腹腔镜下肝切除术或胃切除术的患者在全身麻醉诱导后，如前所述 [7]，在双侧超声引导下进行腹横肌平面阻滞（每侧 20ml 0.375％罗哌卡因）。接受开放肝切除术或胃切除术的患者在全身麻醉诱导前将胸段硬膜外导管置于 $T_8$ 和 $T_9$ 之间，用 4ml 1.5％利多卡因作为试验剂量。在麻醉诱导前给予 5ml 1.5％利多卡因作为初始负荷剂量，并且在手术期间每小时输入 5ml。

术后，接受硬膜外持续性镇痛的患者应用硬膜外镇痛泵，药物为 0.2％ 罗哌卡因和 2.5μg/ml 芬太尼，输液速度 4ml/h。接受腹腔镜下肝切除术或胃切除术的患者接受芬太尼自控静脉镇痛（单次剂量 1mg，每次输注后有 5 分钟锁定时间，无最大剂量）。术后 72 小时内静脉和硬膜外镇痛均保持不变。接受腹腔镜下胆囊切除术的患者接受 NSAID 治疗。

在术前 1 天和术后第 1、2、3、5、7、10 天对患者进行评估。记录 NSAID 用量和疼痛评分；疼痛评估采用 VAS 评分、简洁 McGill 疼痛问卷（SFMPQ）[8,9] 和疼痛视觉系统进行（图 4.1），每天评估 3 ～ 4 次（包括休息和运动时）。

如前所述，使用疼痛视觉系统并稍做修改 [6]。简而言之，传送电流的传感器连接在右前臂内侧。患者的疼痛程度是通过激发电流产生痛感来量化的，并将其与无痛电刺激进行比较。在皮肤上施加不产生疼痛的脉冲电流刺激，同时逐渐增加刺激强度，比较疼痛和刺激感。将能产生相等疼痛强度的电流定义为疼痛电流。患者电刺激的阈值（患者首次感受到增加的电刺激的电流）定义为最小可感知电流。最小可感知电流是用来消除由于电极和皮下神经系统的相对位置或颅脑对刺激的认知而产生的个体差异。对感知阈值（即每个患者的疼痛阈值）进行次 3 次测量，并且取平均值用于后面的计算。

疼痛强度采用以下公式计算：疼痛强度 =100×（可耐受疼痛电流 – 电流感知阈值）/ 电流感知阈值（图 4.1c）[10]

在一系列检查完成后，作为控制术后疼痛的预防措施，一部分接受开腹或腹腔镜下肝切除术的患者分别接受从术后第 1 天到第 10 天和连续 7 天的 NSAID 治疗（洛索洛芬，180mg/d）。将对接受 NSAID 治疗的开腹和腹腔镜下肝切除术患者（n=38）与首次进行这些手术且没有术前使用 NSAID 的患者（n=34）进行疼痛强度和 VAS 评分。

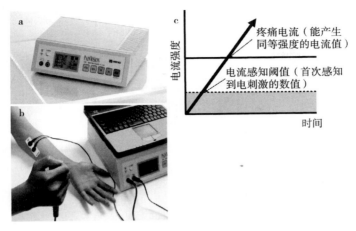

图 4.1 疼痛视觉（PainVision ™）系统简介。（a）疼痛视觉系统的主要组成。（b）将双相电极连接到前臂的尺侧，并让受试者用另一只手握住开关。（c）逐渐增加刺激电流的强度，当受试者首次感受到刺激时，当前值代表感知阈值。当受试者感受到相同的疼痛强度时，他/她感知疼痛的电流值代表疼痛等效电流。因为电刺激的大小等于患者所经历的疼痛，所以施用的电流被定义为疼痛耐受电流；疼痛耐受电流由 3 次测量的平均值表示。疼痛强度计算如下：疼痛强度 = 100 ×（疼痛耐受电流 − 电流感知阈值）/ 当前感知阈值

使用日本版的 SFMPQ 对患者的疼痛细节进行详细询问。使用日本版 SFMPQ 询问术前使用或不使用 NSAID 的肝切除术患者其疼痛特征。

### 4.2.1 统计分析

连续变量用［平均值 ± 标准差（standard deviation，SD）］表示。根据连续变量的中位数将患者分为两组。使用 Mann-Whitney U 检验评估各组之间或同一组内不同时间差异的显著性。在所有分析中，$P < 0.05$ 被认为具有统计学意义。

## 4.3 结果

我们检查了 82 例接受开腹或腹腔镜下肝切除术（$n=39$）、腹腔镜下胆囊切除术（$n=26$）和开腹或腹腔镜下远端胃切除术（$n=17$）的患者。接受肝切除的 39 名患者包括 30 例肝细胞癌和 9 例大肠癌。其中 34 例患者通过右胸下切口行开放肝切除术，5 例患者行腹腔镜下肝切除术。通过腹腔镜下胆囊切除术治疗胆囊结石的 19 例患者及胆囊息肉的 7 例患者。5 例患者行上中位切口远端开腹胃切除术，12 例患者行腹腔镜下胃切除术。分别接受开腹和腹腔镜下肝切除术的患者分别为 38 例和 5 例患者均接受了从术后第 1 天到第 10 天和连续 7 天的 NSAID 治疗。

当用 VAS 评估疼痛时，5 组患者在不同时间点的疼痛强度没有显著差异（开腹和腹腔镜下肝切除术、腹腔镜下胆囊切除术、开腹和腹腔镜下胃切除术）（图 4.2a）开腹肝切除术组患者在术后第 3 天及以后的血管紧张素水平存在高于其他组的趋势。相比之下，以疼痛视觉系统进行评估，在第 3、第 5 和第 7 天开腹肝切除组的疼痛强度明显高于其他组的患者（图 4.2b）。在开腹肝切除患者中，第 7 和第 10 天的疼痛强度明显低于第 1 天。

我们比较了用疼痛视觉系统评估具有不同临床特征和手术变量（表 4.1 和 4.2）的开放手术切除患者（右下切口）的疼痛强度。术后第 2 天和第 3 天，年龄 < 65 岁患者的疼痛强度高于年龄 ≥ 65 岁的患者的疼痛强度。体重指数（body mass index，BMI）< 24 患者的疼痛强度明显高于体重指数 ≥ 24（POD 3）患者的疼痛强度。有酒精滥用史的患者疼痛强度明显高于无酒精滥用史的患者（PDO 1）。皮肤切口长度 ≥ 25cm 患者的疼痛强度明显高于皮肤切口长度 < 25cm 患者（术后第 5 天和第 7 天）。解剖切除术的疼痛强度明显高于非解剖切除术（POD 3 和 5）。手术时间 ≥ 300min 的患者疼痛强度明显高于手术时间 < 300min 的患者疼痛强度（POD 3）。肿瘤 ≥ 5cm 的患者的疼痛强度高于肿瘤 < 5cm 的患者的疼痛强度（POD 3）。

我们还研究了术前使用 NSAID（非甾体抗炎药）在接受开放和腹腔镜下肝切除术的患者中的作用（图 4.3 和 4.4）。在 34 例接受开放肝切除术的患者中（常规组），术后胸椎硬膜外导管留置的平均时间为（3.1±0.5）天（平均数 ± 标准差）；平均静脉氟比洛芬（flurbiprofen）用量分别为（35±35）mg/d 和（30±35）mg/d（POD 1 和 2）；在术后第 3、第 5 和第 7 天，作为补救用药的洛索洛芬（loxoprofen）平均用量分别为（20±36）mg/d、（30±40）mg/d 和（24±42）mg/d。行腹腔镜下肝切除术的 5 例患者（常规组），在 POD 3、5 和 7，作为补救用药的洛索洛芬平均用量分别为（36±33）mg/d、（24±33）mg/d 和（12±27）mg/d。

另外 38 名患者和 8 名患者（术前服用 NSAID 组）在开放或腹腔镜下肝切除 POD 1 和 10 分别使用了洛索洛芬（180mg/d），并比较了常规和术前服用 NSAID 组的疼痛强度。尽管两组在开放肝切除术中 VAS 方面没有显著差异，但在 POD 1 和 3，术前服用 NSAID 组的疼痛视觉系统测量的疼痛强度明显低于传统组（图 4.3）。在 POD 3、5 和 7，平均需额外洛索洛芬剂量分别为（14±26）mg/d、（6±19）mg/d 和（3±14）mg/d。在接受腹腔镜下肝切除术的患者中，两组患者的疼痛视觉系统评估的疼痛强度和 VAS 没有显著差异（图 4.4）。POD3、5 及 7，平均需额外洛索洛芬剂量分别为（8±21）mg/d、（8±21）mg/d 和 0mg/d。

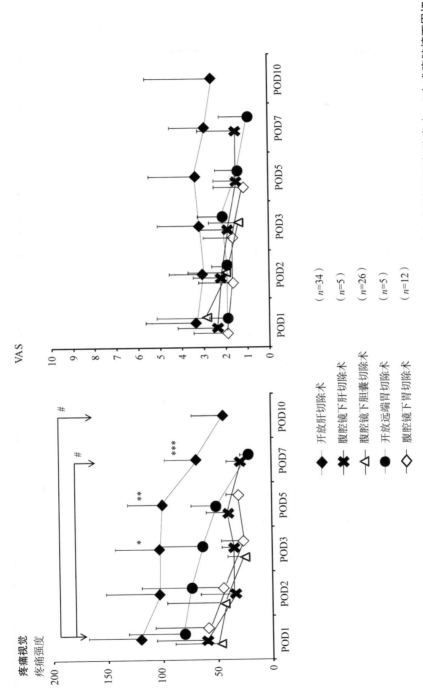

图 4.2 使用疼痛视觉系统和 VAS 评估消化系统术后疼痛。在术后第 3 天开放肝切除术 (*n*=34) 和腹腔镜下肝切除术 (*n*=5) 或腹腔镜下胃切除术(*n*=12)之间差异有统计学意义( *P*<0.05 )。POD5,开放肝切除术和腹腔镜下肝切除术或腹腔镜胃切除术之间差异有统计学意义( **P*<0.05 )。开放肝切除术患者,POD1 和POD7,开放肝切除术和腹腔镜下肝切除术或开放肝切除术 (*n*=5) 之间差异有统计学意义 ( ***P*<0.05 )。开放肝切除术患者,POD1 和POD7 天或 POD10 之间差异有统计学意义 ( #*P*<0.05 )

表 4.1　开放肝切除术患者经疼痛视觉系统评估的疼痛强度的不同临床特征随时间推移而变化

| | POD 1 | POD 2 | POD 3 | POD 5 | POD 7 |
|---|---|---|---|---|---|
| 年龄 （年） | | | | | |
| ≥ 65 （n = 23） | 117 ± 74 | 88 ± 38 | 73 ± 77 | 76 ± 69 | 70 ± 49 |
| <65 （n = 11） | 125 ± 85 | 121 ± 70 | 115 ± 70 | 105 ± 58 | 92 ± 29 |
| P 值 | N.S. | N.S. | 0.04 | N.S. | N.S. |
| 体重指数 | | | | | |
| ≥ 24 （n = 14） | 107 ± 77 | 97 ± 64 | 76 ± 40 | 79 ± 56 | 76 ± 51 |
| < 24 （n = 20） | 145 ± 94 | 124 ± 100 | 117 ± 70 | 115 ± 61 | 88 ± 60 |
| P 值 | N.S. | N.S. | 0.04 | N.S. | N.S. |
| 酒精滥用 | | | | | |
| 有 （n = 14） | 168 ± 72 | 138 ± 76 | 124 ± 98 | 106 ± 84 | 89 ± 66 |
| 无 （n = 20） | 79 ± 68 | 71 ± 51 | 79 ± 65 | 78 ± 66 | 74 ± 50 |
| P 值 | 0.04 | N.S. | N.S. | N.S. | N.S. |

数值变量：平均值 ± 标准偏差。POD：术后第 * 天。

表 4.2　开放肝切除术患者经疼痛视觉系统评估的疼痛强度随着时间推移和不同手术变量而变化

| | POD 1 | POD 2 | POD 3 | POD 5 | POD 7 |
|---|---|---|---|---|---|
| 皮肤切口长度（cm） | | | | | |
| ≥ 25 （n = 18） | 135 ± 98 | 124 ± 84 | 118 ± 78 | 117 ± 62 | 105 ± 62 |
| < 25 （n = 16） | 85 ± 55 | 80 ± 62 | 71 ± 50 | 60 ± 38 | 43 ± 20 |
| P 值 | N.S. | N.S. | N.S. | 0.04 | 0.03 |
| 外科程序 | | | | | |
| 解剖切除 （n = 13） | 124 ± 102 | 124 ± 91 | 126 ± 74 | 120 ± 51 | 100 ± 68 |
| 非解剖切除 （n = 21） | 110 ± 82 | 74 ± 48 | 59 ± 30 | 54 ± 25 | 54 ± 39 |
| P 值 | N.S. | N.S. | 0.04 | 0.04 | N.S. |
| 手术时间 （min） | | | | | |
| ≥ 300 （n = 18） | 130 ± 110 | 124 ± 82 | 130 ± 58 | 119 ± 76 | 105 ± 50 |
| < 300 （n = 16） | 112 ± 106 | 75 ± 47 | 64 ± 30 | 69 ± 48 | 74 ± 43 |
| P 值 | N.S. | N.S. | 0.04 | N.S. | N.S. |
| 肿瘤大小（cm） | | | | | |
| ≥ 5 （n = 13） | 128 ± 109 | 120 ± 81 | 136 ± 85 | 126 ± 84 | 101 ± 54 |
| < 5 （n = 21） | 108 ± 92 | 84 ± 50 | 72 ± 51 | 76 ± 38 | 74 ± 42 |
| P 值 | N.S. | N.S. | N.S. | N.S. | N.S. |

数值变量：平均值 ± 标准偏差。POD：术后第 * 天。

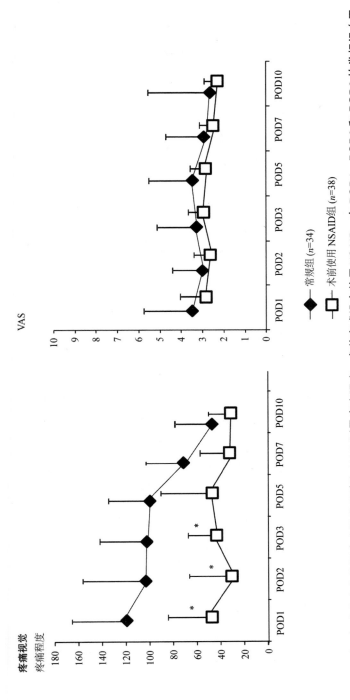

图 4.3　接受开放肝切除术患者使用疼痛视觉系统和 VAS 测量疼痛强度，术前有或没有使用 NSAID。在 POD1、POD2 和 POD3 的常规组（无 NSAID，*n* = 34）和术前使用 NSAID 组（*n* = 38）之间比较，差异有统计学意义，*P* <0.05

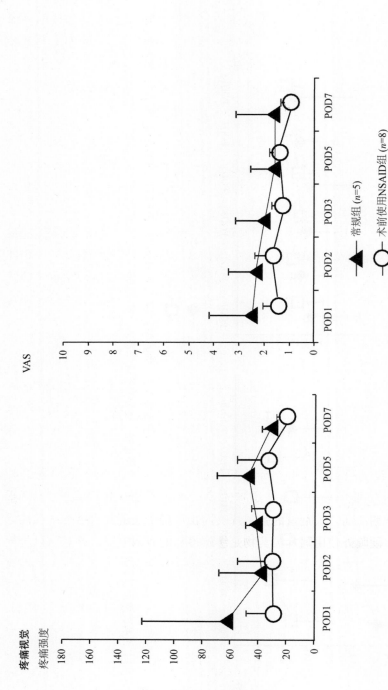

图 4.4　接受腹腔镜下肝切除术患者，使用疼痛视觉系统和 VAS 测量术后疼痛强度，患者有或没有术前使用 NSAID。常规组（无 NSAID，$n=5$）和术前使用 NSAID 组（$n=8$）

接受开放肝切除术的两组患者（常规组和术前服用 NSAID 组）均使用日本版 SFMPQ（图 4.5）对其疼痛特征进行了询问。超过 50% 的接受肝切除术的患者（≥ 17 例）主诉 POD 1 ～ 7 出现持续的钝痛、重度疼痛和轻度疼痛，而 50% 以上接受开放肝切除术的（≥ 19 例）术前使用非甾体抗炎药则没有任何症状。

## 4.4  讨论

VAS[4] 和 FPRS[5] 是目前临床中常用的主观疼痛评估方法 [1-5]。使用这些方法，疼痛强度是通过比较患者所经历的疼痛程度和"最大强度的疼痛"来确定的。由于个体对疼痛的敏感性不同，很难定量比较主观方法获得的测量结果之间的差异。此外，这些方法对于测量相对较弱的疼痛结果更不可靠。疼痛视觉系统旨在对知觉和疼痛进行定量分析，近来在疼痛管理和麻醉领域得到应用和评估 [2,3,6]。该系统采用与疼痛等效的替代性无痛感觉刺激（主要通过刺激感觉神经纤维 A-β 和 A-δ）测量刺激强度。由于首先评估个体疼痛阈值（以便随后使用设备进行精确测量），因此可以定量比较患者之间的疼痛强度。该装置已被用于研究持续性、慢性疼痛，如带状疱疹相关性疼痛 [3]。

在本研究中，我们使用 VAS 和疼痛视觉系统评估消化系统外科患者的术后疼痛。尽管 5 种手术的术后 VAS 没有明显差异，但与开放肝切除术和胃切除术相比，腹腔镜术后患者通过疼痛视觉系统测量的术后疼痛强度较低。特别是与其他 4 种手术相比，开放肝切除术后测量的术后疼痛强度明显更高，术后患者疼痛强度随时间推移显著下降（图 4.2）。

在肝功能受损的患者中，肝切除术后的发病率和死亡率始终是显著升高的 [11]。事实证明，早期活动对于这些患者的短期预后非常重要，但在出现严重疼痛时很难实现早期活动。大剂量的强阿片类药物可用于缓解此类疼痛；在高危患者的术后护理中硬膜外使用阿片类药物是缓解疼痛的有效方法，并且可以长期降低疼痛阈值。然而，决定是否进行持续硬膜外镇痛要个体化衡量风险与收益比后再进行决定。尽管对接受开放式肝切除术或胃切除术的患者使用胸段硬膜外导管镇痛，但我们的 NSAID 术后补充剂量相对较低。如果患者术后感到任何疼痛，可以通过在指导下服用额外的药物来缓解疼痛。然而，我们的大多数患者并没有要求使用 NSAID 额外镇痛。

我们对接受开放式肝切除术术前服用 NSAID 患者的分析表明，NSAID 对减轻疼痛强度有效，50% 以上的患者术后没有症状，尽管该研究没有随机或对照，样本量也很小（图 4.3 和图 4.5）。

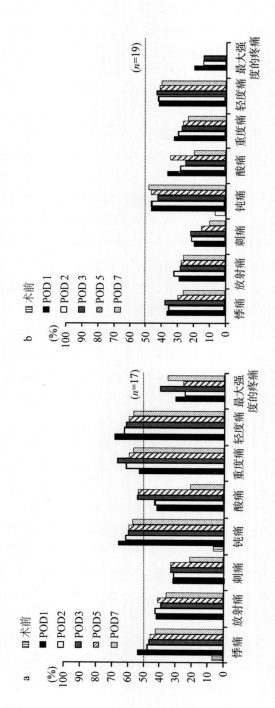

图 4.5　短期 McGill 疼痛问卷调查结果显示，患者接受过开腹肝切除术，有或没有术前使用 NSAID。（a）常规组（无 NSAID，$n = 34$）和（b）术前使用 NSAID 组（$n = 38$）

本研究中，采用疼痛视觉系统测量的肝切除术后疼痛强度与手术应激有关；皮肤切口越长，肝切除越广泛（解剖切除），手术时间越长，某些时间点的疼痛强度越大（表 4.2）。我们还发现，体重指数较小或有酒精滥用史的患者术后疼痛强度明显较高（表 4.1）。然而，产生这些结果的原因目前尚不清楚。

总之，术后疼痛强度可以通过疼痛视觉系统进行客观评估，从而能够量化疼痛并比较消化系统术后个体之间的疼痛差异。在这项研究中，腹腔镜下手术后的疼痛强度似乎相对较低，而通过右肋下切口进行肝切除术后的疼痛强度较高，这说明手术应激较大。术后疼痛的客观和定量评估可能有助于提高患者的术后生活质量。

## 作者贡献

MK 和 HI 对这项工作做了同等的贡献。MK 和 HI 进行了数据分析并起草了论文。MI、KM 和 M. Kon 构思了这项研究，参与了它的设计，并辅助起草了论文。TS、HM 和 JF 参与了研究设计和数据收集。KI 参与了研究设计并为数据分析提供了建议。YM 为研究数据收集做出了贡献。所有作者都对研究结果的解释及讨论做出了贡献并阅读及同意最终的论文发表。

## 利益纠纷

作者声明他们之间没有利益纠纷。

## 合乎道德标准

### 潜在的利益纠纷

作者声明他们之间没有潜在利益纠纷。

## 涉及人类参与者和（或）动物的研究

1. 在涉及人类参与者的研究中进行的所有程序均符合 1964 年《赫尔辛基宣言》（*Helsinki Declaration*）及其后的修订案。

2. 本章不包含所有作者对动物进行的任何研究。

## 知情同意

该研究均获得其中包括的所有个体参与者的知情同意。

## 参考文献

1. Jensen MP, Karoly P, Braver S, et al. The measurement of clinical pain intensity: a comparison of six methods. Pain. 1986;27:117–26.
2. Ikeno S, Kawamata M. PainVision. Masui. 2009;58:1267–72.
3. Maekawa N, Morimoto M, Uchida T, et al. Can we revaluate pain with PainVision, a device for quantitative analysis of perception and pain? A feasibility study of pain in herpes zoster patients. J Jpn Soc Clin Anesth. 2009;29:824–8.
4. McCormack HM, Horne DJ, Sheather S. Clinical applications of visual analogue scales: a critical review. Psychol Med. 1998;18:1007–19.
5. Hicks CL, von Baeyer CL, Spafford PA, et al. The faces pain scale-revised: toward a common metric in pediatric pain measurement. Pain. 2001;93:173–83.
6. Matsumura H, Imai R, Gondo M, et al. Evaluation of pain intensity measurement during the removal of wound dressing material using 'the PainVision™ system' for quantitative analysis of perception and pain sensation in healthy subjects. Int Wound J. 2012;9:451–5.
7. Hebbard PD, Barrington MJ, Vasey C. Ultrasound-guided continuous oblique subcostal transversus abdominis plane blockade: description of anatomy and clinical technique. Reg Anesth Pain Med. 2010;35:436–41.
8. Melzack R. The short-form McGill pain questionnaire. Pain. 1987;30:191–7.
9. Mendoza T, Mayne T, Rublee D, et al. Reliability and validity of a modified brief pain inventory short form in patients with osteoarthritis. Eur J Pain. 2006;10:353–61.
10. Hurd T, Gregory L, Jones A, et al. A multi-centre in-market evaluation of ALLEVYN gentle border. Wounds. 2009;5:32–44.
11. Fan ST, Lai EC, Lo CM, et al. Hospital mortality of major hepatectomy for hepatocellular carcinoma associated with cirrhosis. Arch Surg. 1995;130:198–203.

# 第 3 部分

# 身体运动的
# 早期独立性

# 消化外科术中腹腔引流的利弊

Morihiko Ishizaki、Kosuke Matsui 和 Masaki Kaibori

**摘要** 加速外科康复（ERAS）研究小组所倡导的共识指南不推荐常规使用引流管。然而，没有确凿的证据表明胃肠手术需要腹腔引流。本文就胃肠外科手术中腹腔引流必要性的现有证据进行综述。事实上，并非所有的外科病例都需要留置引流管。自一份否认腹腔引流管的预防作用和留置引流管的必要性的海外报道发表以来，日本已进行了数项关于合理使用引流管的研究。虽然还不清楚其他国家是否已经对引流管的选择、使用的最大益处及引流管最佳拔除时间进行充分讨论，但是无论将来是否确定使用引流管，必须首先确定使用引流管的最佳方案。因此，我们建议相关专业的外科医师应根据手术结果适当地决定是否留置引流管。最后需要再次强调的是，一旦不再需要预防性引流，就应立即将其拔除，因为长时间留置引流管可能导致逆行感染。

**关键词** 腹腔引流；胃肠外科

M. Ishizaki （⊠）、K. Matsui、M. Kaibori
日本大阪关西医科大学平田医院外科
e-mail: ishizakm@hirakata.kmu.ac.jp

## 5.1　需要留置引流管的胃肠外科手术

### 5.1.1　概述

引流术是一种可将体内积聚的非生理液体（包括血液、血清、淋巴液、消化液和脓液）持续地排出体外的基本外科技术，避免有害生物反应，进而促进伤口愈合，维持体内环境稳定。美国疾病控制与预防中心（Centers for Disease Control and Prevention）于 1999 年 [1] 发布的《手术部位感染（SSI）预防指南》[The Guideline for Prevention of Surgical Site Infection（SSI）] 建议，如果必须采用引流，可以选择封闭的引流系统，且引流管的位置应选择在远离手术切口的部位，并尽早拔除引流管。这些由多项试验、临床或流行病学研究支持的引流方案建议被评为 IB 类推荐，即"强烈建议实施，且从理论上讲也是合理的"。然而，关于尽早拔除引流管的建议是基于骨科手术（全膝关节假体和髋关节置换术）[2] 领域的研究结果。而胃肠手术的特性有待进一步研究。

ERAS 研究小组所倡导的共识并不推荐常规使用引流管。事实上，由于术后没有腹腔引流，患者在术后步行时只需要注意位于手臂或颈部的静脉通道，这样会为患者建立的早期自主运动提供更大的灵活性。此外，没有明确的证据表明胃肠手术需要腹腔引流。有必要积累和分享关于适当引流控制的多方面证据，而不仅仅是按照惯例在术后插入和维护留置引流管。胃肠外科常用的引流管有腹腔引流管、皮下引流管、经皮肝穿刺胆管造影引流管和 T 形管。本文就胃肠手术中腹腔引流必要性的现有证据进行综述。

### 5.1.2　置入引流管的目的和类型

根据预期使用目的，引流分为三种类型：诊断性引流，有助于识别和应对术后腹腔内出血和吻合口漏；预防性引流，旨在清除渗出、预防并发症，例如吻合口漏及内脏 / 腔 SSI；治疗性引流，为吻合口漏和内脏 / 腔 SSI 引起的脓肿提供快速、彻底的治疗（表 5.1）。在作者的专业领域——肝脏外科的文献检索中，发现了一些否认腹腔引流的预防性作用的研究结果（例如，如在有和没有留置腹腔引流管的情况下，吻合口漏和内脏 / 腔 SSI 的发生率并没有显著差异）[3-5]。然而，这些发现没有得到足够数量的病例证实。另一项研究甚至表明，引流管的存在升高了 SSI 的发生率 [6]。因此，关于预防性留置引流管的必要性研究还不充分。在日本，引流管通常被用来获取信息，而不是像其他国家和地区手术中经常看到的用来预防并发症。当吻合口漏发生时，这些提供信息的引流管将作为治疗性引流管留置较长时间。当临床医师认为引流管本身可能成为细菌的培养皿，为了防止因引流管长时间留置而引起局部感染，应立即更换引流管。

**表 5.1　外科引流的目的和类型**

| 诊断性引流 | 检查有无出血或胆漏，以便及早发现术后并发症（如胆囊切除术后引流） |
| --- | --- |
| 预防性引流 | 可根据术中感染情况将腹水从腹部无效腔中引出，预防术后并发症（如肝胆胰和胃肠手术引流） |
| 治疗性引流 | 可在全腹膜炎时引流腹腔脓液或消化液，也可进行腹腔冲洗（如全腹膜炎、腹腔脓肿、急性胰腺炎） |

本章概述引流管类型。根据引流管的结构、形状和引流特征，引流管可分为三种类型：薄膜型、空心型和凹槽型。薄膜型引流管是波纹状、有薄壁的薄膜引流管，其通过毛细管作用排出液体。因为它们能有效地排出浆液，通常被用作提供信息的引流管。也可用于实质器官邻近的薄弱区域（肝放射缘、胰残端、胰上缘、胰空肠吻合口周、直肠等手术吻合口周）。但是，薄膜型引流管很难保证线性引流路线，因此它们不适合更换。此外，薄膜型引流管不能连接到封闭装置或封闭的集液引流袋进行引流控制，必须连至带纱布垫的开口袋在半开放控制下使用（图 5.1），这与反流感染的风险有关。引流管插入部位的周边容易被污染，从而引起患者不适；护理管理的复杂和低效也是这种引流管的缺点。代表性的薄膜型引流管是 Penrose 引流管（图 5.2a）。空心引流管是在硅胶管内设计有中空的空隙，用于膈下、肝下、疝气等外科手术的吻合区域，在这些区域，血液、脓液、粪液等高度黏稠的液体不断积聚。其他薄膜型引流管包括管壁上有细小空洞的双重引流管（图 5.2b）和有螺旋结构的褶状引流管（图 5.2c）。所有这些都是为了有效地通过毛细管作用引流浆液而设计的。Nelaton 管（图 5.2d）是一种典型的管壁没有经过任何处理的引流管。空心型引流管虽然由硅胶材料制成，但其顶端较硬，在留置过程中需注意避免损伤器官或刺穿肠管。空心引流管一般连接在没有连续吸力的封闭引流袋上，如尿袋（图 5.3a）。空心引流管连着开放的引流袋曾一度被使用；自 2000 年以来，由于与上述薄膜型引流管有相同的弊端，导致封闭式引流袋迅速流行起来。空心引流管和具有持续吸力的封闭式引流袋的组合并不常用，因为空心引流管的顶端只有一个开口，在吸引过程中有组织损伤、导管堵塞和器官损伤的风险。凹槽型引流管没有空心，是通过凹槽的毛细作用来引流的。代表性的凹槽型引流管是 Blake 引流管，有圆形和扁平形可供选择（图 5.3b）。通常情况下，凹槽型引流管与具有持续吸力的封闭式引流袋连接

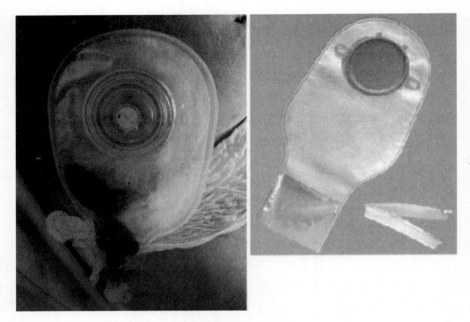

图 5.1　连至开口袋在半开放控制下使用的薄膜型引流管

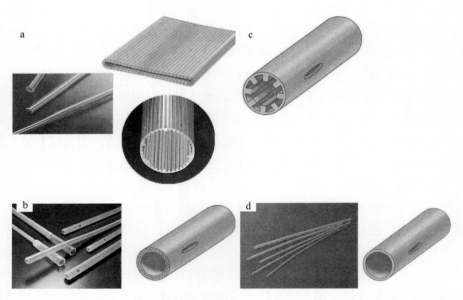

图 5.2　（a）薄膜型引流管（Penrose 引流管）；（b）管壁上有细小空洞的空心引流管（双重引流管）；（c）具有螺旋结构的空心引流管（褶状引流管）；（d）管壁无处理的空心引流管（Nelaton 管）

（图5.3c）。凹槽型引流管非常适合连续吸引，这样有利于浆液的主动排出。此外，导管的凹槽降低了组织损伤的风险，因为在引流过程中导管会打开，也降低了取出引流管时造成阻塞和器官损伤的风险。然而，凹槽型和空心型引流管的引流性能差异较大，在置入过程中需要特别注意。例如，在使用 Blake 引流管时，据报道称，引流从凹槽的起点开始（图5.3d）[7]。此外，据报道称，当引流管周围的液体排净时，引流区域会被填充并向引流管顶端移动[8]。因此，引流效果在凹槽的起始点是最好的，这个点应该位于液体积聚的区域。所以胃肠手术中常使用 Blake 引流管，引流管上标记的黑点往往位于体腔内，而不是引流管插入部位的外周皮肤上。而空心引流管的开口位于管尖，因此管尖应位于液体积聚的部位。

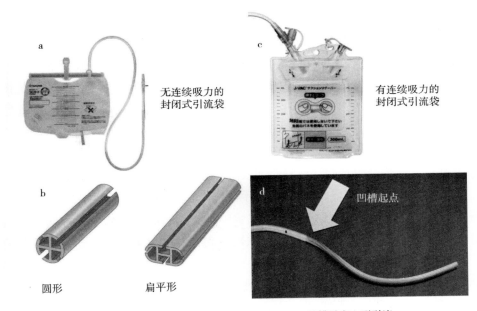

图 5.3　（a）无连续吸力的封闭式引流袋（尿袋）；（b）凹槽型引流管（Blake 引流管）；（c）连续吸力的封闭式引流袋（J–VAC）；（d）据报道称引流从凹槽的起点开始（Blake 引流管）

## 5.2　需要引流的胃肠外科手术

　　无论何种外科手术，对于出现吻合口处肠道血液循环差、手术污染、未完全止血、外科医师经验不足及任何外科医师或主管医师认为有必要情况时，均需要置入引流管。此外，对于常规使用引流管的必要性也有一些观点。以下根据不同手术的临床试验，就是否需要引流进行讨论。

根据一篇系统回顾显示[9]，该文献对 11 项随机对照试验（1803 例）进行了荟萃分析，比较选择性结直肠手术中引流与未引流的益处，死亡率分别为 3%（939 例中 32 例）和 4%（864 例中 31 例）；临床发现吻合口裂开率分别为 4%（769 例中 31 例）和 3%（724 例中 20 例）；影像学发现吻合口裂开率分别是 5%（669 例中 32 例）和 5%（619 例中 28 例）；伤口感染率分别为 7%（939 例中65 例）和 6%（864 例中 51 例）；再手术率分别为 5%（762 例中 32 例）和 4%（737 例中 32 例）；呼吸系统并发症发生率分别为 5%（888 例中 42 例）和 6%（816 例中 46 例）。总的来说，没有发现预防性引流的益处。相比之下，Urbach等人的报道显示[10]，与留置引流相关的比值为死亡率 1.38、吻合口漏比率为1.47、SSI 比率为 1.70。因此，可以肯定地说，择期结肠切除术中不需要预防性引流，因为这是一种无污染手术。但另一篇荟萃分析报道显示，盆腔引流降低了腹膜外结直肠吻合口漏的发生率和直肠前切除术后再干预的发生率[11]。

既往研究未发现支持肝切除术后常规引流的证据[12,13]。一篇对 6 项试验（665 例）进行荟萃分析的系统回顾显示[14]，单纯的肝切除术中引流与未引流的益处比较提示，没有证据支持肝切除术后常规使用引流。Shwaartz 等人报道[15]了对 1005 名患者的倾向评分匹配的队列研究，这些患者接受了有或没有放置引流管的肝大部切除术。他们的结论是，肝大部切除术后放置引流管可能会增加术后并发症的发生率，包括胆汁泄漏、浅表手术部位感染和住院时间延长。

对于胆囊切除术，无论是腹腔镜手术还是开腹手术，涉及高风险并发症的病例均没有报道需要引流，只有存在术中胆囊炎和胆管损伤的风险时，才建议酌情使用引流管[16]。Cochrane 对 4 项随机对照试验（438 例）进行了荟萃分析[17]，探讨了单纯腹腔镜胆囊切除术中引流与未引流的利弊，结果显示目前尚无证据支持腹腔镜胆囊切除术后应常规使用引流管。

对于胃切除手术，既往研究显示是否使用引流管对术后并发症发生率无显著影响，且未见常规使用引流管必要性的报道[18-20]。但由于全胃切除、扩大淋巴结清扫、胰腺并发症消融术等手术病例数量不足、检查不足，不能对高危手术是否需要引流得出明确的结论。Cochrane 对 4 项随机对照试验（438 例）进行了荟萃分析[21]，研究了胃切除术中引流与未引流的益处，结果显示两组患者在死亡率、再手术和术后并发症方面并无差异。然而，使用引流管延长了手术时间和术后住院时间，并导致了引流相关并发症。

一项关于胰腺切除术后封闭引流的风险—收益评价的荟萃分析显示，没有证实有引流与无引流术后并发症（优势比，0.80）或死亡率（优势比，0.97）有显著差异。然而，在早期和晚期拔除引流管（分别为 3～4 天和 ≥ 5 天）的比较中，晚期拔除时胰腺渗漏（0.13）、腹腔积液（0.08）和腹腔脓肿（0.26）的优势比显著降低，住院时间缩短（减少 2.6 天）[22,23]。Cochrane 对 3 项试验（711 例）进行了荟萃分析 [24]，探讨了胰切除术中引流与未引流的益处，结果显示没有足够的证据证明引流对 30 天死亡率（2.2% 引流者和 3.4% 未引流者；RR 0.78）、90 天死亡率（2.9% 和 11.6%，RR 0.24）、腹腔内感染（7.3% 和 8.5%，RR 0.89）、伤口感染（12.3% 和 13.3%，RR 0.92）、发病率（64.8% 和 62.0%，RR 1.04）、住院时长（平均差 – 0.66 天）或术后并发症的额外开放手术（11.5% 和 9.1%，RR 1.18）有显著影响。引流组有 1 例与引流相关的并发症（0.6%）。他们的结论是，积极引流可以减少胰腺术后的住院时间，对于术后胰漏风险较低的患者，早期拔除引流管可能优于晚期拔除引流管（表 5.2）。

**表 5.2　引流与未引流在胃肠道手术中益处的概述**

| 作者 | 年份 | 试验数量 | 病例数（引流 / 未引流） | 手术类型 | 死亡率 | 术后并发症 | 二次手术 | 住院时长 | 建议 |
|---|---|---|---|---|---|---|---|---|---|
| | | | | | 结果（引流和未引流） | | | | |
| Rondelli[11] | 2013 | 8 | 1537/740 | 结直肠切除术 | N.S. | N.S. | N.S. | N.A. | 常规引流仅适用于直肠前切除术 |
| Zhang[9] | 2016 | 11 | 939/864 | 结直肠切除术 | N.S. | N.S. | N.S. | N.A. | 结直肠切除术不推荐常规预防性引流 |
| Gavriilidis[14] | 2016 | 6 | 334/331 | 肝切除术 | N.S. | 引流组腹水漏风险增高 | N.S. | N.S. | 单纯肝部分切除术不推荐常规腹腔引流 |
| Gurusamy[17] | 2013 | 12 | 915/916 | 腹腔镜下胆囊切除术 | N.S. | N.S. | N.S. | N.S. | 引流组手术时间延长。腹腔镜胆囊切除术不推荐常规引流 |
| Wang[21] | 2015 | 4 | 220/218 | 胃切除术 | N.S. | N.S. | N.S. | 引流组住院时间延长 | 引流组手术时间明显延长。胃切除术不推荐常规引流 |

续表

| 作者 | 年份 | 试验数量 | 病例数（引流/未引流） | 手术类型 | 结果（引流和未引流） | | | | 建议 |
|---|---|---|---|---|---|---|---|---|---|
| | | | | | 死亡率 | 术后并发症 | 二次手术 | 住院时长 | |
| Diener[22] | 2011 | 4 | 139/129 | 胰切除术 | N.S. | 在引流管置入的情况下，早期与晚期拔除引流管相比，减少了胰漏、腹腔内脓肿和住院时长 | | | 需要进一步的随机对照试验来证明引流管是否有作用。在引流管置入的情况下，早期拔除似乎优于晚期拔除 |
| Cheng[23] | 2016 | 3 | 358/353 | 胰切除术 | N.S. | 在引流管置入的情况下，早期与晚期拔除引流管相比，减少了胰漏和住院时长 | | | 目前尚不清楚常规腹腔引流是否对胰腺手术后死亡率和术后并发症发生率的降低有任何作用。早期拔除可能优于晚期拔除 |

注：N.S.（not significant），无显著性；NA（not available），不适用。

## 5.3 结论

自从一份否认腹腔引流管的预防作用和留置引流管的必要性的报道其他国家和地区的发表以来[25]，日本已经进行了数项关于合理使用引流管（主要与留置期间有关）的研究。虽然还不清楚其他国家和地区对引流管的选择、使用相应引流管的最大益处，以及引流管最佳拔除时间是否已经进行了充分讨论，但是无论将来是否确定使用引流管，首先必须确定的是使用引流管的最佳方案。

事实上，并非所有的外科病例都需要留置引流管。因此，我们建议相关的外科医师应根据手术结果，适当地决定是否使用留置引流管。最后再次强调的是，一旦不再需要预防性引流，就应立即拔除引流管，因为引流管的长时间留置可能导致逆行感染。

# 参考文献

1. Mangram AJ, Horan TC, Pearson ML, et al. The Hospital Infection Control Practices Advisory Committee guideline for prevention of surgical site infection, 1999 infection control and hospital epidemiology. April 1999.
2. Drinkwater CJ, Neil MJ. Optimal timing of wound drain removal following total joint arthroplasty. J Arthroplast. 1995;10(2):185–9.
3. Belghiti J, Kabbej M, Sauvanet A, et al. Drainage after elective hepatic resection: a randomized trial. Ann Surg. 1993;218:748–53.
4. Fong Y, Brennan MF, Brown K, et al. Drainage is unnecessary after elective liver resection. Am J Surg. 1996;171:158–62.
5. Burt BM, Brown K, Jarnagin W, et al. An audit of results of a no-drainage practice policy after hepatectomy. Am J Surg. 2002;184:441–5.
6. Liu CL, Fan ST, Lo CM, et al. Abdominal drainage after hepatic resection is contraindicated in patients with chronic liver diseases. Ann Surg. 2004;239:194–201.
7. Niinami H, Tabata M, Takeuchi Y, et al. Experimental assessment of the drainage capacity of small silastic chest drains. Asian Cardiovasc Thorac Ann. 2006;14(3):223–6.
8. Ishikura H, Kimura S. The use of flexible silastic drains after chest surgery: novel thoracic drainage. Ann Thorac Surg. 2006;81:331–4.
9. Zhang H-Y, Zhao C-L, Xie J, et al. To drain or not to drain in colorectal anastomosis: a meta-analysis. Int J Color Dis. 2016;31:951–60.
10. Urbach DR, Kennedy ED, Cohen MM. Colon and rectal anastomoses do not require routine drainage: a systemic review and meta-analysis. Ann Surg. 1999;229:174–80.
11. Rondelli F, Bugiantella W, Vedovati MC, et al. To drain or not to drain extraperitoneal colorectal anastomosis? A systematic review and meta-analysis. Color Dis. 2014;16(2):O35–42.
12. Gurusamy KS, Samraj K, Davidson BR. Routine abdominal drainage for uncomplicated liver resection. Cochrane Database Syst Rev. 2007;3:CD006232.
13. Kaibori M, Matsui K, Ishizaki M, et al. Effects of implementing an "enhanced recovery after surgery" program on patients undergoing resection of hepatocellular carcinoma. Surg Today. 2017;47(1):42–51.
14. Gavriilidis P, Hidalgo E, de'Angelis N, et al. Re-appraisal of prophylactic drainage in uncomplicated liver resections: a systematic review and meta-analysis. HPB (Oxford). 2016. https://doi.org/10.1016/j.hpb.2016.07.010. [Epub ahead of print].
15. Shwaartz C, Fields AC, Aalberg JJ, et al. Role of drain placement in major hepatectomy: a NSQIP analysis of procedure-targeted hepatectomy cases. World J Surg. 2017;41(4):1110–8.
16. Gurusamy KS, Samraj K, Mullerat P, et al. Routine abdominal drainage for incomplicated laparoscopic cholecystectomy. Cochrane Database Syst Rev. 2007;4:CD006004.
17. Gurusamy KS, Koti R, Davidson BR. Routine abdominal drainage versus no abdominal drainage for uncomplicated laparoscopic cholecystectomy. Cochrane Database Syst Rev. 2013;9:CD006004.
18. Kim J, Lee J, Hyung WJ, et al. Gastric cancer surgery without drains: a prospective randomized trial. J Gastrointest Surg. 2004;8:727–32.
19. kumar M, Yang SB, Jaiswal VK, et al. Is prophylactic placement of drains necessary after subtotal gastrectomy? World J Gastroenterol. 2007;13:3738–41.
20. Liu HP, Zhang YC, Zhang YL, et al. Drain versus no-drain after gastrectomy for patients with advanced gastric cancer: systemic review and meta-analysis. Dig Surg. 2011;28:178–89.
21. Wang Z, Chen J, Su K, et al. Abdominal drainage versus no drainage post-gastrectomy for

gastric cancer. Cochrane Database Syst Rev. 2015;5:CD008788.

22. Diener MK, Mehr K-T, Wente MN, et al. Risk-benefit assessment of closed intra-abdominal drains after pancreatic surgery: a systematic review and meta-analysis assessing the current of evidence. Langenbeck's Arch Surg. 2011;396:41–52.

23. Kawai M, Tani M, Terasawa H, et al. Early removal of prophylactic drains reduces the risk of intra-abdominal infections in patients with pancreatic head resection: prospective study for 104 consecutive patients. Ann Surg. 2006;244:1–7.

24. Cheng Y, Xia J, Lai M, et al. Prophylactic abdominal drainage for pancreatic surgery. Cochrane Database Syst Rev. 2016;10:CD010583.

25. Petrowsky H, Demartines N, Rousson V, et al. Evidence based value of prophylactic drainage in gastrointestinal surgery: a systematic review and meta-analyses. Ann Surg. 2004;240:1074–84.

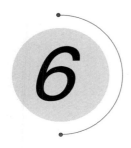

# 避免肠道饥饿是加速外科康复的关键

Kazuhiko Fukatsu

　　**摘要**　尽可能缩短肠道饥饿期是加速外科康复方案的重要组成部分。即使通过静脉途径充分供应营养所需，肠内营养物质吸收的缺乏也会导致宿主免疫机制在抵御手术损伤方面发生各种变化。肠道相关淋巴组织、肝单核细胞、腹膜固有和渗出白细胞，所有这些免疫器官和细胞都是抵御有害微生物必不可少的组分。然而，肠道饥饿会迅速减少这些免疫细胞的数量并削弱它们的功能。肠道饥饿还导致重要器官内皮细胞的过度活化，从而加重全身炎症反应。临床医师应当知道肠道营养途径对于外科患者早期康复的意义。

　　**关键词**　肠道相关淋巴组织；肝单核细胞；腹膜白细胞；内皮细胞

## 6.1　概述

　　对于肠道不能耐受经口进食及肠内营养（enteral nutrition，EN）的患者来说，全肠外营养（total parenteral nutrition，TPN）可以维持营养状况并防止营养不良的进一步发展。没有 TPN，我们就不可能在现代外科中取得如此多的进展。尤其是在胃肠外科领域，有时患者在围术期不能耐受经口进食或肠内营养。在这

K. Fukatsu
日本东京大学附属医院外科中心
e-mail: FUKATSU-1SU@h.u-tokyo.ac.jp

种情况下，TPN 是满足新陈代谢需求的唯一途径。

然而，随着手术技术和设备的飞速进步，目前术后尽早恢复经口进食是安全的，并且这已成为早期康复方案的一个重要组成部分。此外，术前禁食指南进行了世界范围内的修订，允许患者在术前 2 小时饮用清澈液体，这也是早期康复的因素之一 [1]。

那么为什么缩短营养物质的非肠道内吸收的时间如此重要呢？许多临床研究，尽管其样本量较少，但是已证实重伤患者的早期 EN 有利于减少感染性并发症和缩短住院时间 [2]。在过去的几十年中，许多研究阐明了 EN 优于肠外营养（parenteral nutrition，PN）的理论原因。本综述的部分数据来自基础研究。当外科医师意识到 EN 对外科损伤的宿主反应和对抗有害微生物的宿主免疫的有益影响时，他们可能会发现为患者开 EN 处方可以加速术后恢复。

## 6.2 肠道饥饿的概念

众所周知，营养不良会损害宿主抵御各种外科损伤的防御机制。适当的肠外营养策略可以预防宿主防御中因营养不良而引起的变化。然而，即使肠外营养途径提供了充足的营养，没有 EN 则肠道自身不能直接通过肠腔获取营养。这种情况可称为"肠道饥饿"。肠道饥饿已被证实会导致以下不良变化（表 6.1）。

表 6.1　营养途径对宿主防御机制的影响汇总

| | 口服或 EN | PN |
|---|---|---|
| GALT 数量 | ++ | + |
| 肠道 IgA 水平 | ++ | + |
| 呼吸道 IgA 水平 | ++ | + |
| 肝 MNC 数量 | ++ | + |
| 肝 MNC 功能 | 维持 | 减弱 |
| 腹膜白细胞数量 | ++ | + |
| 腹膜白细胞功能 | 维持 | 减弱 |
| 内皮细胞活化 | 正常 | 无刺激激活 |
| 肠道抵抗缺血再灌注能力 | 维持 | 削弱 |

## 6.3 肠屏障功能

人体肠腔内有数量惊人的微生物。有些发挥有益的作用，而另一些则发挥有害的作用。因此保持肠道菌群平衡已成为科学界的一个重要课题。

在健康状态下，机体可以通过各种机制防止微生物入侵和损害肠道屏障，例如胃酸、肠蠕动、黏液、黏膜上皮细胞之间的紧密连接结构、免疫成分。然而，这些屏障功能在应激条件下会受损，这样微生物就可以很容易地通过肠道上皮细胞引起全身炎症反应和（或）感染，即所谓的细菌移位。因此，危重患者及严重损伤患者即使没有肠道以外的感染源也会感染败血症。为防止细菌移位并促进手术应激的恢复，在围术期维持肠道屏障功能至关重要。

在肠道饥饿状态下，肠道物理屏障也会受损。肠形态结构，如小肠绒毛高度和腺窝深度，在 TPN 过程中出现萎缩和肠通透性升高。据报道，这些变化可以通过给予相当于总能量 15% 以上的少量低残渣饮食来逆转 [3,4]。

肠道免疫屏障由抗菌肽和免疫球蛋白 A（IgA）组成，分别由肠道帕内特细胞和产生 IgA 的浆细胞分泌 [5]。图 6.1 总结了被称为"肠道相关淋巴组织（gut-associated lymphoid tissue，GALT）"的屏障系统。肠道内的抗原被 M 细胞摄取并运送到树突状细胞中。树突状细胞使从体循环到派尔集合淋巴结（peyer patches，PP）中募集的幼稚淋巴细胞敏感化。致敏的淋巴细胞转移到肠系膜淋巴结，在肠系膜淋巴结中，它们经历增殖和成熟，然后通过胸导管返回体循环。一部分淋巴细胞位于肠上皮内间隙和肠黏膜固有层（lamina propria，LP），发挥肠道黏膜防御作用。上皮内淋巴细胞（intraepithelial lymphocytes，IEL）分泌多种细胞因子和生长因子，并清除感染的上皮细胞，进而保持黏膜完整性。LP 淋巴细胞也产生各种介质，有些转化为产生 IgA 的浆细胞。分泌到肠腔的 IgA 能中和微生物，同时不产生明显的炎症。其他淋巴细胞位于肠外黏膜，如呼吸道和泌尿道，保护黏膜屏障。因此，GALT 的保存不仅有利于肠道黏膜的防御，也有利于肠外黏膜的防御。

通过小鼠喂养模型，我们研究了营养途径和类型对 GALT 的影响 [5,6]。与经胃造口的 TPN 喂养、经胃造口的复杂肠内喂养或正常经口进食喂养的小鼠相比，经颈静脉导管 IPN（IV-TPN）喂食相同食物 5 天的小鼠肠冲洗液中 PP 内的 GALT 淋巴细胞数量、IE 空间、LP 和 IgA 水平等均显著降低。与其他组相比，IV-TPN 组呼吸道冲洗液中的 IgA 水平也较低。标准 TPN 液体中不含谷氨酰胺，神经肽和白介素 -7 分泌减少、肠内 Th1/Th2 细胞因子失衡、PP 小静脉中 MAdCAM-1 的低表达等已被证明可能是 IV-TPN 诱导的肠免疫损伤的机制 [7-10]。

对 GALT 的动力学研究表明，肠内营养物质吸收的缺乏会导致 GALT 萎缩，并在几天内降低黏膜 IgA 水平，而在重新开始经口进食的数日内迅速使上述变化恢复正常 [5]。这些研究结果可为加速外科康复治疗方案中非经口进食时间的最小化提供理论依据。

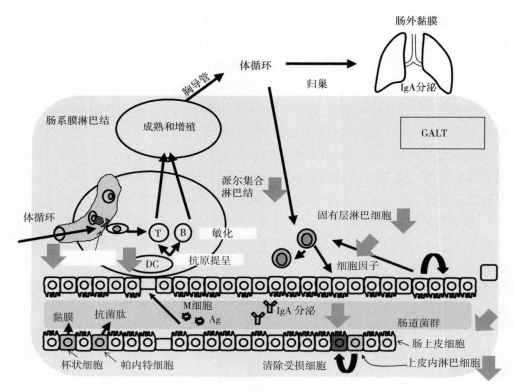

图6.1　GALT和缺乏EN的影响。缺乏EN减少了GALT细胞数量(树突状细胞、PP淋巴细胞、IEL、固有层淋巴细胞 )、减少PP小静脉中MAdCAM-1的表达、降低黏膜部位的IgA水平、改变肠道细胞因子环境和肠道菌群等

　　虽然大鼠在TPN期间的肠道形态变化和通透性可通过少量的肠内饮食完全恢复正常，但GALT萎缩的改善有一定的EN剂量依赖性[11]。我们的一项动物研究表明，当提供的能量总量相同时，较高的EN/PN能量比供应可以更好地保存GALT细胞。

　　这些与缺乏EN相关的变化在人类中也得到了证实[12]。采用免疫组织化学染色法对接受右侧结肠切除术的结肠癌患者的回肠末端标本进行分析。将患者分为两组，即术前经口进食（oral feeding，OF）组和术前不经口进食仅接受PN（PN）组。与OF组相比，PN组IE空间和LP中T细胞、IgA生成细胞和成熟树突状细胞显著减少。与PN组GALT细胞数量减少相关，PN组术后感染性并发症的发病率高于OF组。

　　因此，避免肠道饥饿有助于保护肠道物理和免疫屏障，从而防止肠源性全身性炎症和感染。此外，肠外黏膜防御也可通过使用肠道营养途径来维持。

## 6.4 肝单核细胞

肝是全身代谢的中心，也是重要的免疫器官，因为肝含有大量的免疫细胞，称为肝单核细胞（mononuclear cells，MNC）。肝 MNC 包括 T 细胞、NK 细胞、NKT 细胞、库普弗细胞等，通过门静脉清除来自肠内的微生物和毒素。

动物研究表明，与 EN 相比，TPN 期间肝 MNC 数量显著减少，亚群没有显著差异 [13]。此外，从非肠道喂养动物中分离出的肝 MNC 不能激活细胞内信号通路，进而对细菌脂多糖（lipopolysacchairde，LPS）刺激产生应答，表现为促炎和抗炎细胞因子生成减弱，而肠内喂养小鼠的肝 MNC 激活信号通路，产生 LPS 剂量依赖性的细胞因子。这些由于 EN 缺乏所致的变化，与门静脉注射活性铜绿假单胞菌后的低生存率和严重的器官损伤有关。

非常有趣的是，仅仅 12 小时的肠道饥饿就会导致肝内 MNC 数量的减少 [14]。在维持肝免疫功能方面，避免肠道饥饿也有助于预防术后感染性并发症。

## 6.5 腹膜白细胞

一旦无菌的腹膜腔被病原体污染，腹腔内的固有巨噬细胞就会识别从细胞质转移到细胞核的 NFκB 蛋白易位而被激活，产生促炎细胞因子和趋化因子。这些介质会导致大量的多形核中性粒细胞从体循环涌入腹膜腔。渗出性中性粒细胞利用超氧化物和（或）产生弹性蛋白酶来吞噬并杀死病原体。

与 EN 相比，肠道吸收营养物质的缺乏可减少腹腔固有巨噬细胞和渗出性中性粒细胞的数量 [15]。在 TPN 小鼠中，我们观察到这些细胞中的 NFκB 活化减弱，腹膜细胞因子和趋化因子水平降低，进而导致盲肠结扎和穿刺诱导腹膜炎模型的存活率低，但在给予 EN 的小鼠中没有观察到上述变化 [16]。

因此，避免肠道饥饿可能有助于维持腹膜免受病原体污染的宿主防御系统。由于巨噬细胞和中性粒细胞对防止伤口感染也很重要，因此可以合理地预期 EN 可降低手术部位感染的发病率。

## 6.6 内皮细胞活化

除了 EN 对宿主抵抗上述感染性损伤的有益作用外，EN 还可能对非感染性损伤产生有利影响。当给小鼠进行 EN 喂食时，肠内皮细胞中 ICAM-1 和 P 选择蛋白的表达和肺内皮细胞中 E- 选择蛋白的表达仍然很低 [17,18]。然而，没有 EN、仅 TPN 喂养的小鼠中这些分子的表达显著增加了。由于这些黏附分子增加了循环中中性粒细胞 – 内皮细胞的相互作用，最终导致中性粒细胞迁移到组织间质，因此，这些分子的表达增加了中性粒细胞导致组织损伤的风险。事实上，TPN 喂养的小鼠在肠道缺血再灌注后，肺和肝中血管的通透性比 EN 喂养小鼠高，从而导致存活时间缩短[19]。肠道缺血再灌注是休克、大出血和大手术后器官功能障碍的重要机制。综上所述，这些观察结果表明，避免肠道饥饿可通过控制内皮黏附分子的表达，来预防严重血流动力学紊乱后的组织损伤和器官功能障碍。

## 6.7 结论

避免术前肠道饥饿和术后早期重新开始经口进食或 EN，可维持宿主防御机制，防止感染性和非感染性损伤，从而促进术后早期康复，避免严重术后并发症。

## 参考文献

1. Smith I, Kranke P, Murat I, et al. European Society of Anaesthesiology. Perioperative fasting in adults and children: guidelines from the European Society of Anaesthesiology. Eur J Anaesthesiol. 2011;28(8):556–69.
2. Heyland DK, Dhaliwal R, Drover JW, et al. Canadian Critical Care Clinical Practice Guidelines Committee. Canadian clinical practice guidelines for nutrition support in mechanically ventilated, critically ill adult patients. JPEN J Parenter Enteral Nutr. 2003;27(5):355–73.
3. Ohta K, Omura K, Hirano K, et al. The effects of an additive small amount of a low residual diet against total parenteral nutrition-induced gut mucosal barrier. Am J Surg. 2003;185:79–85.
4. Omura K, Hirano K, Kanehira E, et al. Small amount of low-residue diet with parenteral nutrition can prevent decreases in intestinal mucosal integrity. Ann Surg. 2000;231(1):112–8.
5. Fukatsu K. Impact of the feeding route on gut mucosal immunity. Curr Opin Clin Nutr Metab Care. 2014;17(2):164–70.
6. Fukatsu K, Kudsk KA. Nutrition and gut immunity. Surg Clin North Am. 2011;91(4):755–70, vii.
7. Fukatsu K, Moriya T, Maeshima Y, et al. Exogenous IL-7 affects gut associated lymphoid tissue in mice receiving total parenteral nutrition. Shock. 2005;24(6):541–6.
8. Fukatsu K, Kudsk KA, Zarzaur BL, et al. TPN decreases IL-4 and IL-10 mRNA expression in lipopolysaccharide stimulated intestinal lamina propria cells but glutamine supplementation preserves the expression. Shock. 2001;15(4):318–22.
9. Keith Hanna M, Zarzaur BL Jr, Fukatsu K, et al. Individual neuropeptides regulate gut-associated lymphoid tissue integrity, intestinal immunoglobulin A levels, and respiratory antibacterial immunity. JPEN J Parenter Enteral Nutr. 2000;24(5):261–8. discussion 268-9.
10. Ikeda S, Kudsk KA, Fukatsu K, et al. Enteral feeding preserves mucosal immunity despite in vivo MAdCAM-1 blockade of lymphocyte homing. Ann Surg. 2003;237(5):677–85.
11. Ikezawa F, Fukatsu K, Moriya T, et al. Reversal of parenteral nutrition-induced gut mucosal immunity impairment with small amounts of a complex enteral diet. J Trauma.

2008;65(2):360–5.

12. Okamoto K, Fukatsu K, Hashiguchi Y, et al. Lack of preoperative enteral nutrition reduces gut-associated lymphoid cell numbers in colon cancer patients: a possible mechanism underlying increased postoperative infectious complications during parenteral nutrition. Ann Surg. 2013;258(6):1059–64.

13. Moriya T, Fukatsu K, Maeshima Y, et al. Nutritional route affects ERK phosphorylation and cytokine production in hepatic mononuclear cells. Ann Surg. 2007;245(4):642–50.

14. Omata J, Fukatsu K, Maeshima Y, et al. Enteral nutrition rapidly reverses total parenteral nutrition-induced impairment of hepatic immunity in a murine model. Clin Nutr. 2009;28(6):668–73.

15. Lin MT, Saito H, Fukushima R, et al. Route of nutritional supply influences local, systemic, and remote organ responses to intraperitoneal bacterial challenge. Ann Surg. 1996;223(1):84–93.

16. Ueno C, Fukatsu K, Kang WD, et al. Route and type of nutrition influence NF κ B activation in peritoneal resident cells. Shock. 2005;24(4):382–7.

17. Fukatsu K, Lundberg AH, Hanna MK, et al. Route of nutrition influences intercellular adhesion molecule-1 expression and neutrophil accumulation in intestine. Arch Surg. 1999;134(10):1055–60.

18. Fukatsu K, Lundberg AH, Hanna MK, et al. Increased expression of intestinal P-selectin and pulmonary E-selectin during intravenous total parenteral nutrition. Arch Surg. 2000;135(10):1177–82.

19. Fukatsu K, Zarzaur BL, Johnson CD, et al. Enteral nutrition prevents remote organ injury and death after a gut ischemic insult. Ann Surg. 2001;233(5):660–8.

# 第 4 部分

# 减少围术期焦虑，
# 激发康复意愿

# 术前降低围术期焦虑并鼓励患者自我康复

Naohiro Washizawa

**摘要** 入院前的会诊和患者宣教是围术期管理的重要内容。手术相关的焦虑情绪对术后康复有负面影响。各阶段的临床治疗目标必须清晰且易于理解，因为患者会因达成康复目标而获得安全感。接受手术的患者要能理解术前所做的准备，并对此感到满意。

**关键词** 咨询；教育；会诊；焦虑

## 7.1 概述

已有文献讨论了围术期管理的各种问题：哪些是经验性的，哪些是不必要的，或哪些是禁忌证。作为一种术后康复强化方案，加速外科康复方案理念在欧洲开始流行 [1]，并随着加速外科康复的发展成为热门话题 [2]，这些方法能够消除延迟康复的负面因素。在日本、在私人环境或西方世界中，甚至在术后早期正常化及提高患者最佳满意度必要策略（ESSENSE）计划的进程中，都存在不正确的信息传播。应考虑哪些是所需要的措施可以促进术后更好的减少焦虑，并促进患者自我

N. Washizawa
日本东京东洋大学医学院营养治疗中心临床支援服务部
e-mail: washi@med.toho-u.ac.jp

康复的意愿。

## 7.2　术前咨询和教育

院前咨询被列为 ERAS 方案中一定要执行的主要内容 [1]，且这种咨询不仅应包括解释性的谈话，还应包括能提供积极影响的围术期患者宣教。应提供由医务人员和咨询师等执业人员共同参与的教育，以促进早日康复或改善。这些措施能够提高患者的内在满意度和尽快康复的意愿。为了促进实质性的早期康复，计划制订者必须为患者和医务人员设定临床目标。

手术相关焦虑对术后康复有负面影响。临床中存在由于患者拒绝在患处用药而导致伤口愈合延迟并恶化的情况。如果疼痛是直接原因，就应分析以下三种因素间的因果关系：①患处疼痛的原因；②患处的病理性异常；③由其他因素导致的患处恢复延迟。如果能够辨别以上因果关系，使用止痛剂也许会抑制患处的疼痛。然而，如果因素②独立于因素③，那就应采取积极康复－药物联合治疗预防功能降低（如肢体肌力减弱）。

在科学验证使用止痛剂是否会影响患处愈合后，应该制订积极的围术期管理计划。患者在术前会有各种各样的焦虑。各类怀疑会影响患者的焦虑程度，如对疾病描述和治疗信息的正确性产生怀疑，对自己的临床病程是否不同于其他患者产生怀疑。由于家庭成员对恶性疾病临床病程的错误理解而导致不正确的信息披露也会使患者产生怀疑。

患者不仅对疾病和死亡怀有恐惧，还会担心可能引起死亡的并发症。精神上的煎熬会使患者无法看清治疗目标，并且不知道痛苦何时能结束也是一个大问题。精神压力会引起免疫功能的变化。免疫功能低下可能导致伤口愈合延迟，且因此产生的生理反应还会引起疼痛 [3]。康复方案中的所选举措未能得到充分解释而导致的未知情况会使患者焦虑增强。

焦虑感较轻的患者可能从以往的经历中积累了很多医学知识。例如，家庭成员曾经经历过的医疗检查或患者本身曾经的手术经历能够为下一步行动提供信息。换句话说，实践性的经验能够鼓励患者。ERAS 方案中的"入院前信息"和"咨询"应以易于理解的书面语言告知患者 [1]，形成模拟体验。这就需要细致的规划，且应根据政策来决策、制定具体计划中的目标。

如果医疗实践需要，应在医疗行为发生前取得患者知情同意。应通过治疗前信息告知患者相关风险；患者应该全面了解疾病的内容、治疗方式、疗程和手术愈合情况；且应达到患者对解释满意的程度。此外，如果患者对制订的计划产生异议，并希望转诊到其他诊所，如有需要医师也应参与下一阶段的治疗。为了获取知情同意，解释应尽量简单清晰并去除医疗行为的神秘性，但由于患者缺乏实际体验，所以患者仍无法透彻地理解。

为了能够给患者更好的模拟体验，宣教形式应着重于"何时""何地""何人""何种情境""何种方法""理解度和满意度"来解释。但是，这方面的相关研究还较少。

因此，住院治疗宣教的实践内容描述如下。

1. 何时

咨询并理解通知入院和住院日的时间间隔很重要。术前的即时宣教其实也是重复同样的内容，但时间过短不足以使患者产生深刻的理解。一方面，不同角度的信息能够使患者在思考的过程中更积极、主动。另一方面，尽管手术当日的宣教或术后第 1 或第 2 日的宣教也能被患者所理解，但这不一定能够说服患者。

2. 何地

就住院前的宣教而言，一间谈话室或门诊检查室会比走廊更好，因为噪声和活动会令患者分心。住院后，在患者的独立病房中谈话会优于在谈话室中。

3. 何人

如果手术本身会引起焦虑，那么来自麻醉师或手术护士的解释会非常重要，因为这是易于理解的、对真实手术过程的讲解。如果患者对术后康复阶段表示担心，那么负责术后治疗的外科医师、内科医师或病房护士可以向他解释现实中的临床资源。如果有些患者存在经济困难，那么文职人员或社工是给予切实解释的合适人选。需要不同的咨询师在术前有技巧地、安抚患者的焦虑。

在有些病例中，与解释性的技巧相比，安排患者住在多人间病房对于缓解患者的不安感更重要。一项专注于冠状动脉旁路手术的临床研究小组，对接受了冠状动脉旁路手术的多人间病房患者和独立病房患者进行对比。多人间病房患者的焦虑程度低于独立病房的患者[4]。

源于医学专家或专科医师的解释与源于接受相同治疗的患者给出的解释有所不同，这就是为什么源于其他患者的亲身经历会被用于解释民间医疗行为。去焦虑行为的研究是由能够说明预期结局指标的人主持引领的。

4. 何种情境

"是否应该向患者解释所有手术相关行为"取决于患者个体的性格和（或）社会背景。难以被理解的解释反而可能会增加患者主观的不确定性。然而，医师本身很难辨别患者是否已真正理解。因此，教导患者如何在特定情境中产生反应非常重要。

一篇报道描述了 46 名接受腹部手术的患者，术后接受了麻醉师关于术后疼痛类型、缓解技巧的宣教。结果显示，46 名患者仅用了其他 51 名没有接受此类宣教的患者一半剂量的止痛剂 [5]。

未来，仍需理清住院期间由于术语理解障碍造成的不便之处。这些信息应该尽可能简明、易于理解。术后肠麻痹是众多宣教内容之一，因为经口进食延迟会显著影响康复进程。

一项临床试验研究了胃肠手术后的肠蠕动。40 名患者在接受 10 分钟普通解释后被分为两组。一组（20 人）接受了肠麻痹的病理生理解释和 5 分钟的物理治疗，另一组（20 人）接受 5 分钟没有提及病因学的宣教。两组间术后出现肠蠕动时间、排气时间、饮水时间、移除鼻胃管的时间和住院时间均有显著差异 [6]。

患者是否可以在术后康复阶段自行护理会影响其临床进程。日本在展开新的试验，即患者采取行动实现自己康复目标并每日自行记录。

5. 何种方法

采用手写或打印文件进行宣教是常用的形式。图表可以很好地消除对不确定问题的担忧，因为它们可以为无法清晰理解临床过程的患者提供辅助工具。尽管相关临床研究还很少，但目前认为良好的理解可以减轻焦虑，也就是说，与理论内容相比，理解临床过程可以使患者尽可能接近真实体验，从而提高患者满意度。

若宣教内容仅是医护人员能理解，而没有以便于患者理解的方式呈现，将不会带来任何治疗结局的改善。

对 322 名患者进行了围术期管理认识的问卷调查 [7]。调查前阅读宣传册的患者（161 例）与另一组未阅读宣传册的患者（161 例）比，二者答案的正确率存在显著差异。

临床阶段性目标必须要像里程碑那样清晰、易理解，因为患者会因达成目标而获得安全感。为了使患者获得安全感，医护人员应系统性地制定术后康复计划，并根据该计划对术后进程进行管理。例如，在病房里走三圈的康复计划应该是一个经过个人观察和大量思考后的计划。由于医院设施之间的差异可能会使患者感到不安，因此需要在医院政策中就一般标准制定类似的信息文件。

一项荟萃分析显示，术前用于教育的设备、宣传册、手册、录音机和用于降低预算教育的音像制品，都能减轻患者疼痛和精神残疾，并且多项康复指标均有提高的趋势 [8]。对 2003 ～ 2008 年间接受书面宣教的 74 位患者（组 1）与 74 位没有接受任何宣教的患者（组 2，1998 ～ 2002 年）进行的临床研究报道显示，组 2 的住院时长显著长于组 1，且组 1 肺炎发生率明显更低 [9]。即使在没有直接解释的情况下，改变医护人员的行为和态度也会使术后管理的目标更清晰并且使患者感到安心。

此外，还期望更多研究能够证明图表和照片、音像的提前宣教的作用。

6. 理解度和满意度

手术用于治疗令人不适的疾病。由于手术的临床目标并非"获得愉悦感"，所以很难鼓励患者主动康复。然而，当康复接近预期目标时，康复结果会提供清晰而可接受的满意度，这会让患者感到满意和愉快。满意度还应作为在临床过程中的中期评估内容之一，而不仅只是在治疗后进行评估。

评估工具应标准化，以便能对患者的理解、心理状况及实际行为指标中的相互因果关系进行简单的认识。有时，医疗机构的满意度调查中会因为评估不当，把评语"正常"理解为低满意度。

当治疗计划由患者和医务人员共同完成，并以完成率作为标志和压力指标时，医患双方的心理满意度会相互影响，并且该计划将促成理想化的整体康复。

## 7.3　结论

对如何解决焦虑问题和提高康复意愿进行详细宣教将是有效的。宣教方法应该根据何时、何地、何人等，以及采用何种评估工具对"满意度"而不是"理解度"进行研究。

## 参考文献

1. Fearon KC, Ljungqvist O, Von Meyenfeldt M, et al. Enhanced recovery after surgery: a consensus review of clinical care for patients undergoing colonic resection. Clin Nutr. 2005;24:466–77.
2. Kehlet H, Wilmore DW. Evidence-based surgical care and the evolution of fast-track surgery. Ann Surg. 2008;248:189–98.
3. Kiecolt-Glaser JK, Page GG, Marucha PT, et al. Psychological influences on surgical recovery. Perspectives from psychoneuroimmunology. Am Psychol. 1998;53(11):1209–18.
4. Kulik JA, Mahler HI, Moore PJ. Social comparison and affiliation under threat. Effect on recovery from major surgery. J Pers Soc Psychol. 1996;71:967–79.
5. Egbert LD, Battit GE, Weich CE, et al. Reduction of postoperative pain by encouragement and instruction of patients. A study of doctor-patient rapport. N Engl J Med. 1964;270:825–7.
6. Disbrow EA, Bennett HL, Owings JT. Effect of preoperative suggestion on postoperative gastrointestinal motility. West J Med. 1993;158(5):488–92.
7. Cheung A, Finegan BA, Torok-Both C, et al. A patient information booklet about anesthesiology improves preoperative patient education. Can J Anesth. 2007;54(5):355–60.
8. Devine EC. Effects of psychoeducational care for adult surgical patients. A meta-analysis of 191 studies. Patient Educ Couns. 1992;19:129–42.
9. Munitiz V, Martinez-de-Haro LF, Ortiz A, et al. Effectiveness of a written clinical pathway for enhanced recovery after transthoracic (Ivor Lewis) oesophagectomy. Br J Surg. 2010;97:714–8.

# 食管癌术后早期康复的围术期处理

Yoshihiro Nabeya、Isamu Hoshino、Matsuo Nagata 和 Akio Sakamoto

**摘要** 在过去的几十年里，尽管手术方式和围术期治疗都有很大的改进，但食管癌切除术后的发病率和死亡率仍然很高。在食管癌手术领域，最近引入了基于加速外科康复（ERAS）或日本患者术后早期正常化及提高患者最佳满意度的必要策略（ESSENSE）的项目，并有望取得更好的效果。然而，迄今为止，这种食管癌切除术后早期康复方案缺乏大规模、前瞻性、多中心证据。目前，以预防和控制术后感染性并发症（视吻合口漏为手术部位感染，肺炎为远期感染）为目的的围术期综合治疗，不仅是食管癌切除术后早期康复的首要环节，而且可提高长期生存率和术后生活质量。在现有的模式中，无缝肠内营养（seamless enteral nutrition）在围术期发挥着核心作用。此外，尤其是老年人，更要注重围术期癌症的康复和心理/社会支持。食管癌手术后早期康复需要根据各个机构的实际情况，应用最新的知识和多专业团队医疗护理来进行围术期的实践。

**关键词** 食管癌；食管癌切除术；ERAS；围术期管理；术后并发感染

Y. Nabeya（⊠）、I. Hoshino、M. Nagata
日本千叶市癌症中心食管胃肠外科 260-8713
e-mail: ynabeya@chiba-cc.jp
A.Sakamoto
日本千叶三木市三木医疗中心外科 289-1326

## 8.1　概述

虽然内镜下切除术和放、化疗已被广泛应用，但作为多学科治疗的一部分，食管切除术仍是治疗食管癌的主要手段 [1-6]。食管癌手术被认为是负担最大的胃肠道手术之一 [2-9]。虽然胸腔镜 / 腹腔镜微创食管切除术（minimally invasive esophagectomy，MIE）最近得到广泛应用 [6,7,10-12]，但日本的标准手术三野（颈部、纵隔和腹部）淋巴结切除术（three-field lymphadenectomy，3FL）仍作为一种非常经典的开放手术 [1-6]，常适用于长期吸烟和酒精滥用的高危食管癌患者 [6]。

实施早期加速外科康复（ERAS）项目是胃肠外科的一个最新进展 [13]。ERAS 是一个以患者为中心，外科医师为主导，由麻醉、护理、营养和心理学结合的团队医疗系统 [13-17]。它的目的是最大限度地减少手术应激并维持围术期的生理功能，从而加快康复 [13-17]。ERAS 最初计划用于结肠手术，ERAS 方案的实施减少了术后并发症的发生率和住院时间 [13]。然而，由于食管癌的高发病率手术的复杂性，ERAS 理念在食管癌术后中的应用并不广泛，尤其是在 3FL[2-9] 中。由于食管癌的高发病率和手术的复杂性，这也限制了 ERAS 方案的应用。随着 MIE 和微创技术的日益普及，在食管外科领域已开始实施 ERAS[14-17]，甚至是在以传统的开放食管切除术（open esophagectomy，OE）[2,3] 及以肠内营养（enteral nutrition，EN）为重点的围术期治疗中。然而，证明 ERAS 优点的有力证据仍然很少，而且对于这种应激反应很大的外科手术应该采取哪些术后护理措施，几乎没有实证数据。

外科术后早期正常化及提高患者最佳满意度的必要策略（Essential Strategy for Early Normalization after Surgery with patient's Excellent Satisfaction，ESSENSE）项目是日本外科代谢与营养学会（Japanese Society for Surgical Metabolism and Nutrition，JSSMN）根据日本的实际情况提出的项目 [18]，旨在促进患者术后身体的康复。在日本建立 ERAS 方案 22 项建议时，理想情况下，不应照搬方案，而应核查每项的基本意义，以增强对其基本组成部分的理解。ESSENSE 项目的基本方针是"探讨在提高手术安全性的同时，从本质上促进患者术后康复满意度的措施"。其基本策略是：①调节患者对手术损伤的反应；②早期恢复体力活动；③早期恢复正常营养摄入；④激发患者的康复意愿，减少焦虑 [18]。即使在食管手术的管理中，这些方法也应在医务人员之间共享。

了解术后早期康复的围术期管理，需要明确围术期管理的临床目标和适当的指标。虽然开始经口进食的日期（即术后天数，postoperative day，POD）或住院时间常被用作早期康复的指标 [13-17]，但这些指标可能并不总是适宜。例如，不同的机构恢复经口进食或出院的标准不同，就可能会使结果产生偏差。这些指标也可能取决于社会因素、患者或其家属的意愿，因此可能不准确。在临床实践中，应尽量降低术后并发症的发生率（身体早期康复），并密切监测患者的满意度（精神早期康复）。

这一章对近年的围术期治疗问题进行了整体的讨论。我们还介绍了食管癌手术术前、术中、术后的治疗。

## 8.2　围术期管理：常规

### 8.2.1　食管手术中的感染控制

在日本，食管癌切除术后感染性并发症的发生率仍然很高[2-7]。2011年，在日本全国注册数据库（即国家临床数据库，National Clinical Database，NCD）登记的5354例病例中，浅切口、深切口和器官腔隙手术部位感染（surgical site infections，SSI）病例占比分别为7.7%、4.7%和9.2%。食管切除术后患者远期感染（remote infection，RI）即呼吸道感染（肺炎）的比率为15.4%[6]。

包括食管癌切除术在内的胃肠道手术中，切口性SSI主要是由于手术伤口的消化液流出而引起的，而器官腔隙SSI主要是由于吻合失败而引起的。近年来已开始推广食管癌的MIE操作，由于切口区消化液的暴露度较低，且通过最小化切口来降低侵入性，故MIE可作为一种有效的对抗切口性SSI的对策。然而，手术过程中仍有可能发生污染，食管切除术后吻合口漏发生率超过10%[5-7, 12]，在MIE和OE术后均会在器官腔隙造成SSI。

因此，对于食管癌术后早期康复，不仅要预防吻合口漏（如SSI）和呼吸道感染（如RI），还要控制此类感染的发生[4-8,12,19]。然而，食管癌手术的概念和手术步骤在西方和日本有很大不同，其中3FL是标准的手术步骤。即使在日本，不同机构和外科医师的手术技术和围术期管理也存在很大差异。相应地，针对感染的高水平证据对策很少，因此很难建立常规的管理标准。更可行的是建立一个感染控制"集束化"（bundle），它与每个机构的手术技术和围术期治疗相匹配，并能适应每个病例的情况。表8.1显示了我们研究所目前常规执行的感染并发症（尤其是SSI）的一个集束化计划示例。

**表8.1　预防食管癌术后感染并发症的示例（千叶癌症中心，食管癌－胃肠外科，2017年）**

| |
| --- |
| ·保留肌肉的胸廓切开术，不需要通过内镜辅助下的胸部短切口切除肋骨（术中） |
| ·缝合前用生理盐水冲洗伤口（术中） |
| ·对NAC期间或手术前高危患者给予积极的营养支持（术前） |

续表

| |
|---|
| ·无缝合的肠内营养：通过空肠造口术（术前和术后）进行术后早期肠内营养 |
| ·根据吞咽功能个体化术后营养支持和膳食（术后） |
| ·专业牙医的专业口腔治疗（术前和术后） |

注：NAC（neoadjuvant chemotherapy），新辅助化疗。

### 8.2.2  围术期的癌症康复

对于胸外科患者，术前、术后都需要康复团队的积极干预才能早日康复[20-23]。患多种疾病、体力低下的老年患者，在围术期更容易发生多种并发症。为避免因卧床或并发症引起的失用性萎缩，需要深入评估并开展术前预康复训练，同时开展术后早期恢复性康复[20-23]。食管切除术的外科癌症康复应以多学科、团队化为导向，综合实施[20-25]。

具体来说，食管癌患者围术期的康复主要是为了减少手术对呼吸系统的损伤，即"呼吸康复"[20,21]，也为了解决吞咽困难问题，即"吞咽康复"和口腔护理[22-26]。

人口老龄化和外科适应证的扩展可能会增加接受食管癌切除的老年患者的比例。然而，与年轻患者相比，老年患者的身体/心理能力不足，因此术后并发症的发生率可能升高。通过降低术后并发症的发生率和预防失用综合征，积极的围术期康复可能有助于提高患者的生活质量（quality of life，QOL），缩短住院时间，从而使老年患者在食管切除术后早日康复。然而，没有明确的证据支持康复方法的有效性和疗程，并且由于人员和康复方案的问题，执行起来往往很困难。

### 8.2.3  临床路径

最近在食管癌手术的围术期管理中引入了包括康复计划的临床路径（clinical pathway，CP）。然而，对于有吸烟和饮酒史或伴有并发病需接受术前化疗的老年患者而言，他们通常需要接受高侵入性手术，术后的并发症发生率很高[1,2,5-7]。而且在某些情况下，术后几天里，事先根据 CP 进行"标准化"的治疗可能难以适用。因此我们通常需要在整个围术期进行"个体化"管理（表 8.1），以便患者能在食管切除术后早期康复。

## 8.3  术前管理

食管癌手术患者应接受充分的术前治疗，包括评估补充进食的营养师[4,27-31]和物理治疗师的定期咨询[20]，特别是从新辅助治疗（neoadjuvant therapy，NAT）开始[30]。

### 8.3.1 营养治疗：何时、如何进行

许多食管癌患者在第一次就诊时已经有一些增殖紊乱和体重减轻的现象。因此，我们必须进行营养评估，并考虑营养干预的必要性，以及准确地进行癌症分期。在日本，许多食管癌患者的分型为鳞状细胞癌（squamous cell carcinoma，SCC），术前化疗（NAC）已被用作 II / III 期食管 SCC 患者的标准治疗 [1]。为维持或改善患者的一般状况并确保他们在良好的条件下进行手术 [4,27-30]（表 8.1），与 NAC 一起开始适当的营养支持可能是必要的。即使患者在没有 NAC 的情况下接受食管切除术，仍应在任何手术前对其进行全面的营养评估。

必须注意晚期食管癌患者持续经口进食，尤其是食管上段狭窄的患者，应将其视为发生误吸的高危人群。这类患者往往需要个体化饮食，包括适当的量、质地和内容物，或限制经口进食。还必须考虑出血的可能性。因此，医师需要与其他工作人员（如营养师、护士和负责患者的药剂师）分享信息，并且计划实施及时、适当的营养管理。患者在出现以下任何一种情况的通过 EN 或全肠外营养（TPN）开始营养干预：①体重减轻≥ 10%；②无法充分摄取米粥；③饮食极度不均衡；④基于先前报道的结果，可能因进食而存在出血或消化道穿孔的风险 [28]。在晚期癌症患者首次体检时，由于患者脱水，人血白蛋白水平不一定降低，因此，人血白蛋白水平不一定适合作为营养状况的指标。为有减肥史的患者改善营养状况，我们需要计算能量需求的目标 [可以使用"理想体重×30kcal/（kg·d）"的简单公式 [32]]，并确定可经口摄入的能量。其余部分再用 EN 或 TPN 作为人工营养供给。

生理性 EN 被认为是一种很好的抗细菌移位的预防措施，该措施可能在感染控制中发挥作用。对此，预想的方法是将鼻胃管插入狭窄处以外的胃或肠，并用 EN 进行营养管理。许多医师认为，由于并发症的风险，应尽可能不使用 TPN。然而，仅通过肠内途径向手术患者提供足够的营养有时是不可避免的，同时我们还必须考虑由于鼻导管不适、固定和抽吸术导致的皮肤病的风险。目前的研究发现，联合营养治疗（combined nutritional therapy，CNT），同时使用 EN 和 PN（通过已除去 TPN 之外部分的总能量的 10% ～ 15％给予 EN）和一些 TPN 外的营养素，如谷氨酰胺 - 纤维 - 寡糖（Glutamine-Fiber-Oligosaccharide，GFO®）肠内配方的使用改善了与 TPN 关联的肠黏膜的形态和功能 [33-35]。因此，食管狭窄患者应考虑以 TPN 为中心的 CNT 加少量口服营养补充剂。此外，许多患者患有糖尿病，因此在某些情况下，使用 TPN 和胰岛素进行术前营养管理和血糖控制更为安全。然而，由于在术前治疗期间整体情况可能发生变化，因此还应根据需要修改营养支持的内容、目标和方法。

在 NAC 期间必须经常监测营养状况和感染风险，营养支持团队（nutrition

support team，NST）或感染控制团队（infection control team，ICT，包括牙医、护士、营养师和药剂师）应在整个机构内实施医疗治疗。据报道，NAC 期间营养师的营养支持可以降低食管癌术后并发症的发生率[29]，综合团队医疗治疗对食管癌术后早期康复的重要性有望进一步提高。

近年来，生物电阻抗分析（bioelectrical impedance analyses，BIAs）已迅速成为身体成分分析的热点，并且可以相对快速地进行身体成分分析[30, 31]。有报道称，NAC 或术前骨骼肌减少症（骨骼肌质量降低）期间身体成分参数的变化或可作为食管癌切除术后并发症的预测指标[30, 31]。然而，还需要进一步分析以确定营养干预是否改善了这些参数或骨骼肌质量，从而有助于降低术后并发症发生率。目前，营养干预预防术后感染并发症的必要性和适应证尚未明确通过身体成分分析来证明。

### 8.3.2  免疫营养：是否有助于减少感染性并发症

术前给予免疫调节饮食（immune-modulating diet，IMD）与免疫增强饮食（immune-enhancing diet，IED，如免疫营养补剂）几乎同义，十多年来，人们一直高度期待将免疫营养干预作为一种营养干预手段，用于预防术后感染并发症的发生[36-39]。欧洲临床营养与代谢学会（European Society for Clinical Nutrition and Metabolism，ESPEN）的指南也推荐使用免疫营养补剂，尤其是在食管癌切除等胃肠道手术的围术期管理中[40]。在西方的研究中认为，术前免疫营养可以增强身体防御，降低术后感染的发生率。然而，日本尚未开展大量食管癌手术病例的随机对照试验（randomized controlled trial，RCT），既往研究未显示免疫营养对减少食管癌术后感染并发症有积极作用[36-39]。外科技术和围术期管理因设施或外科医师而异，因此很难开展前瞻性、多中心的合作 RCT。

一项 53 例患者的随机对照试验显示，在食管切除的术前与术后，富含二十碳五烯酸（eicosapentaenoic acid，EPA）的肠内配方与低体重的预防相关，但主要并发症的发生率无显著差异[41]。虽然术前 IMD 抑制了 TNF-α 水平的升高，但在食管癌患者中，胸腔镜食管切除术后 IL-6 或 CRP 水平或术后并发症发生率无显著差异[38]。因此，考虑到免疫营养的潜在益处，建议将其作为一种早期康复的措施。然而，由于食管癌手术比过去更安全[9]，目前缺乏证据从成本 - 效益的角度推荐食管癌手术患者常规使用 IMD。对于可在术前使用 IED/IMD 的高风险患者，IMD 可能值得尝试[39, 40]。

### 8.3.3  控制血糖水平

高血糖可能增加术后感染的风险，但患者往往不知道存在糖耐量受损

（impaired glucose tolerance，IGT），包括糖尿病（diabetes mellitus，DM）。在第一次就诊时应检查血糖和尿糖水平，以确定是否存在潜在 IGT。食管癌患者及普通外科患者中，可把空腹血糖< 140mg/dl、尿糖< 10g/d、尿酮体阴性和血红蛋白（Hb）A1c < 7%（NGSP）作为术前指标[42]。当术前空腹血糖为 > 180mg/dl 时，我们应考虑开始胰岛素治疗[42]。HbA1c < 7% 也被证明可以降低几种手术中感染并发症的发生率[42]。然而，我们更要注意以前的报道：没有 DM 病史的患者（应激性高血糖症），其葡萄糖水平可升至与已知 DM 病史的患者相同的高水平，但结果更差，死亡率更高，这表明无 DM 病史的患者缺乏对急性高血糖症及其相关的炎症和氧化状态的适应[43]。维持稳定的血糖水平对食管癌术后早期康复可能很重要。

虽然类固醇通常用于食管癌 NAC 期间化疗引起的呕吐，但它们有时可能导致术前血糖控制不足，尤其是 IGT 或 DM 患者[44]。此外，如果 NAC 有效，可以导致患者摄入更多的食物，引起体重增加更多，并且当同时使用类固醇时可能使葡萄糖耐量变差。因此，在 NAC 期间应监测血糖、HbA1c 和经口进食量的变化。在围术期预防高血糖是一种理想的应对感染的策略。

### 8.3.4　康复、口腔护理和与患者沟通

在手术前，患者不仅要接受呼吸或吞咽训练，还要对整个手术过程有一个大致了解，以便他们能够自己想象手术过程。这种支持可以改善手术前的呼吸功能和身体健康，并鼓励在侵入性手术后尽早进行主动康复训练。首次谈话必须鼓励患者戒烟，并在术前治疗期间继续戒烟。有物理治疗师参与的术前综合康复可能有助于降低术后呼吸道并发症的发生率。事实上，据报道，在接受过术前呼吸康复指导和训练的胸外科患者中，术后呼吸并发症发生率降低[20]，住院时间缩短[21]。在我们的机构，我们要求进行物理治疗指导（尤其是有效排痰和腹式呼吸），除了通过激励性呼吸训练（Coach2®），还在手术前约 7 天进行术前康复治疗。在手术前通过重复唾液吞咽试验（repetitive saliva swallowing test，RSST）或改良饮水试验（modified water swallow test，MWST）评估吞咽功能是可取的[25]。

最近研究表明，围术期口腔护理有望降低患者术后呼吸系统并发症的发生率（表 8.1）。例如，据报道，术前刷牙可以降低食管癌切除术后发生肺炎的风险。有望在不久的将来收集到有关适当的口腔护理方法和疗程的进一步证据。

通过访谈可获得患者详细的个人信息（如生活方式、工作或爱好等），也有助于考虑术后康复方案和出院指导。在整个康复期间与患者进行术前沟通可能会促进康复进程，减少焦虑，这是 ESSENSE 项目的一个关键概念[18]。

## 8.4 术中管理

术中用来减少手术应激性的操作和管理对于早期康复至关重要。外科医师应始终重视感染控制，特别是预防吻合口漏（如 SSI）和呼吸并发症（如 RI）。

### 8.4.1 手术方式：是否将 MIE 作为微创手术

MIE 期望以胸壁 / 腹壁的破坏最小化来抑制 SSI 的发生，以及减少手术应激 / 侵入性。此外，有报道显示 MIE 与减少失血有关。然而，日本 NCD 数据显示，MIE 组的再手术率和总发病率，尤其是吻合口漏发生率明显高于 OE 组。因此，尽管 MIE 越来越受欢迎，且其效果至少与 OE 相当，但对于 MIE 是否具有真正的微创性，以及在术后早期康复方面是否优于 OE，我们还没有确切的数据证明。在任何食管癌切除术中，手术技术的进步和安全性的提高都是值得期待的。即使是 OE，我们也可通过充分使用内镜辅助或能量装置，缩小所需的胸切口，降低开胸的侵入性，并加强伤口冲洗（表 8.1）。

### 8.4.2 术中管理

在早前报道中，我们设计的手术程序在降低手术的侵入性和改善 OE 癌症患者术后的临床方面是有效的 [2,3,45]。尤其在食管癌手术中建议围术期使用类固醇，以减轻患者的手术应激 [45]。然而，在"高侵入性"食管切除术后，应用类固醇可能会反过来抑制伤口愈合和患者的免疫防御。因此，免疫功能受损的患者围术期使用类固醇治疗可能会使其经历额外的术后并发症，特别是感染并发症。然而，有报道称，围术期类固醇脉冲疗法可以维持血清低 CRP 水平，且无严重并发症，不仅改善短期疗效，而且改善远期预后 [46]。因此，我们的患者在开胸术后常规第 1 天静脉注射 250mg 甲泼尼松，术后第 2 天注射 125mg。

建议将术中血糖维持在 140 ～ 180 mg/dl 范围内，重要的是尽可能减少手术期间血糖的变化 [42]。

从手术开始就应适当地进行感染预防。据报道称，即使只在手术当天使用头孢美唑钠（cefmetazole sodium，CMZ）这种短期抗生素，已足以预防 3FL 后的感染事件 [47]，但目前还没有明确的证据表明应使用多长时间的抗生素。

### 8.4.3 麻醉和体温调节

为了达到术后早期恢复，术中治疗应注意优化麻醉，正确控制输液，采用微创、适宜的手术方法，避免术中体温过低 [48,49]。

Durkin 等近期报道了食管切除术麻醉的研究现状[48]，主要内容如下：肺保护性通气在大多数食管切除术中可以减少肺部并发症，需要单肺通气。术中循环动力学与术后感染的关系尚不清楚。然而，过量的液体给药可能会升高感染发生率，在随后的过程中成为感染的原因，而限制性方法并没有增加急性肾损伤的风险。目标导向液体疗法的重要性仍有待证实。胸段硬膜外镇痛可减少全身炎症反应和肺部并发症，可增强术后疼痛控制，而围术期胸段硬膜外镇痛引起的低血压可能与吻合口漏有关。改善康复途径，包括改进麻醉方案，有助于在接受食管切除术的高危人群中降低并发症发生率和死亡率。然而，这些人群具有异质性，证据基础较薄弱，故研究结果仍有所限制[48]。

先前的研究，包括胸腔镜食管癌切除术已经证明[10]，在胸外科手术中，预防麻醉引起的低体温在术后具有益处。有报道称，在胸外科手术过程中氨基酸管理与术中加温可以预防体温过低，降低 MIE 术后感染并发症的发生率[49]。麻醉过程中的体温调节在术后早期恢复中可能起着重要作用[49]。

## 8.5　术后管理

### 8.5.1　主要目标

食管癌切除术后的早期康复治疗应注重预防感染，可分为术前预防和术后早期诊断治疗[4-8,12,19]。"预防"主要是预防呼吸道感染并发症，如 RI[12]；"治疗"需要早期发现并对并发症做出适当反应[19]。

ESSENSE 项目是一种方法学（几乎等同于快速手术），注重术后早期的自理，通过干预来清晰地认识患者的病情，这也是一种抗感染措施[18]。对于食管癌手术而言，ESSENSE 项目的具体目标是术后早期拔管，促进早期下床和充分镇痛，预防吸入性肺炎并开展早期吞咽训练。

### 8.5.2　营养治疗：肠内营养的必要性和管理

#### 8.5.2.1　肠内营养支持的必要性

早期康复计划的基础之一是缩短围术期患者的禁食时间，因此，建议采取一些措施来达到缩短禁食时间的目的[13-18]。与结肠手术不同的是，即使食管癌切除术可能会对术后经口进食造成一定的影响，但仍有一种倾向，即通过采取 ERAS 方案中的策略使术后尽快恢复饮食[14-17]。然而，这往往不可能做到完全安全，因为有很高的误吸风险。此外，即使可以很好地实现经口进食，在食管癌手术后的早期阶段，经口摄入的总能量也不太可能满足患者所需的总能量。因此，至少对于有术前营养不良风险或高危情况的患者（如老年人），食管癌切除术后早期建议通过空肠吻合术实现肠内营养，而不是经口进食。

多项研究表明，术后早期肠内营养对食管癌术后早期恢复可能有效[12,40,41,50-52]。然而，空肠造瘘术操作中放置的导管可能是肠内营养的一个障碍，因为空肠吻合术有时也会发生手术并发症。此外，以往有医师认为，对于实施 MIE 的患者，肠内营养往往不是必需的，因为在实施 MIE 后，可以尽早且安全地恢复足够的经口进食。然而，食管切除重建术本身是一种高侵入性的手术，甚至 MIE 也会引起严重的并发症，影响术后的经口进食[6,11,12]。最近的一项 RCT 显示，即使是 MIE 患者，术后早期肠内营养（通过空肠吻合术）可使术后肺炎发生率从 30.4% 下降到 12.5%[12]。经导管肠内营养的需要可能取决于每个机构的手术程序或术后进程。

### 8.5.2.2 早期肠内营养

在临床实践中，最近建议患者从术后 1 ~ 3 天开始经导管进食标准配方的饮食，每日剂量逐渐增加[40,50,51]。如前所述，达到目标摄入量可能需要 5 ~ 7 天[40,50,51]。作者在食管切除术围术期未使用标准 TPN（表 8.1），通常是从术后第 1 天开始启动经导管肠内营养，尽可能实现不间断的肠内营养。据报道，食管癌切除术后的早期肠内营养使用低脂元素配方（ELENTAL®）有利于术后恢复，在预防肺炎和乳糜漏方面有潜在的应用价值[12,52]。据报道，食管癌切除术围术期的 EPA 强化配方有助于术后保持瘦体重[41]。然而，在大多数食管癌手术患者中，标准的全蛋白配方是合适的[40,50,51]。

## 8.5.3 恢复经口进食：何时及如何开始经口进食

我们应该永远记住："当肠道工作时，使用它！"然而，食管癌切除术后，患者何时开始经口进食、先尝试哪种饮食及如何训练进食等问题仍存在争议。据报道，一项正在进行的临床试验（NUTRIENT II）正在研究食管切除术后两种不同的停药后进食策略：早期经口进食与经空肠造瘘的肠内营养且延迟经口进食[53]。主要的结果指标是身体功能恢复（如活动能力恢复到独立水平）、保持足够的能量摄入的能力，以及活动性感染迹象减少。本研究结果将阐明食管癌术后早期开展经口进食能否真正改善术后恢复。这项研究可能预示着未来的优势，如减少经空肠造瘘进食的不适及潜在的并发症，并通过早期经口进食改善生活质量[53]。

为了预防因进食引起的吸入性肺炎，在开始经口进食前，评估吞咽功能并进行术后康复被认为是有意义的[22-25]。我们的患者通常在没有吻合口漏的情况下开始经口进食，并在术后第 7 天评估吞咽功能。根据吞咽功能的评估结果和一般情况提供个性化的术后饮食（表 8.1），这可能有助于预防严重的吸入性肺炎。具体来说，患者先进食半固态食物或果冻类的凝胶样食物，几天后再进食固态食物。根据最近的一份报道，食管癌患者术后更有可能吸入果冻类液态食物，而不是固态食物[24]。随着口服营养的增加，每日经 EN 导管摄入营养量逐渐减少，但对于经口摄入不足和不稳定患者，肠内营养仍然是需要的，从而实现"正常营养摄入早期恢复"[18]。

何时停止经管进食是另一个有待解决的问题。作者通常要求患者在术后大约 3 个月内继续经管进食。然而，针对食管癌切除术而言，单独的经口进食不能满足日常的能量需求时，即使术后已经过去很长时间，经管进食往往也是必要的。

### 8.5.4　术后并发症的预防和早期康复

食管癌术后主要并发症为吻合口漏（如器官间隙 SSI）和呼吸并发症（如 RI）[2-8,11,12,19]。发生上述并发症的患者有时会死亡，因此预防是极其重要的。对于早期康复，治疗术后感染并发症的原则包括适当的引流、使用抗生素和尽可能使用肠内营养的营养治疗。

#### 8.5.4.1　引流

术后吻合口漏，尤其是胸内吻合后并发纵隔脓肿是一种严重的并发症。据报道，在这种情况下，鼻食管腔外引流（esophageal extraluminal drainage，NEED）和伴随的肠内营养支持是一种微创、高效的方法，甚至可以治疗食管切除术后的主要渗漏并改善恢复[19]。

如出现肺炎，应根据需要进行支气管镜吸痰和呼吸训练，以防止肺不张和感染恶化。然而，在严重的情况下，作者会毫不犹豫地进行气管切开术，以便早日康复。Mini- track II® 微型气管吻合术，可以相对安全地插入，有助于及时吸痰。

#### 8.5.4.2　抗生素管理

感染时，应多次进行脓 / 痰培养，以识别致病菌，并根据结果选择合适的抗生素。应谨记铜绿假单胞菌、念珠菌等真菌和耐甲氧西林金黄色葡萄球菌（methicillin-resistant Staphylococcus aureus，MRSA）是潜在的病原体[54]，作者经常使用碳青霉烯类抗生素作为食管癌术后感染的经验疗法。手术前接受放、化疗的患者可能存在念珠菌感染，术后吻合口漏的患者尤其应考虑念珠菌定植 / 增殖的可能性[54]。

#### 8.5.4.3　治疗性营养护理：肠内营养是基础

对于有并发症的患者，如有必要，可根据病情更换标准肠内营养配方。应采用低脂元素配方进行治疗并防止乳糜漏[52]。作者经常对高钾血症患者使用低钾配方（肾功能衰竭，RENALEN LP/MP®），对术后肺炎患者使用高脂配方（Pulmocare®-Ex）。由于食管癌术后病程的多样性，这些特异性的处方可能对个体化治疗有用。此外，各种药物和水可以通过饲管给予。

如术后未置肠内营养导管，术后出现吻合口漏等并发症的患者应采用 TPN 处理，直至感染得到控制。然后可以通过吻合口将供液导管从鼻内插入，此时可以启动肠内营养[19]。为促进早期恢复和治疗，应将 TPN 替换为肠内营养。当食管癌切除术后因感染并发症需要 TPN 时，必须注意避免导管相关感染的发生。

### 8.5.5 术后康复及口腔护理

#### 8.5.5.1 呼吸康复

虽然食管癌术后可供选择的治疗方案多种多样，但根据不同的设施，食管癌术后呼吸康复的主要目的是预防患者因制动而引起的依赖性肺病（dependent lung disease，DLD）[55]。此外，由于疼痛、麻醉和镇静引起的肺功能下降也可能成为一个问题。术后早期采取积极的坐姿，练习站立/行走，可预防 DLD，增加肺通气量。良好的证据表明，肺扩张模式（如激励性肺活量测量、深呼吸训练和持续气道正压）降低了肺部并发症的发生率[56]。也有报道称，俯卧位改善了食管癌术后低氧血症患者的动脉氧合，无任何不良影响，原因是分泌物阻塞的支气管被打开[55]。

在临近出院阶段，应根据患者的情况，建议进行出院训练，如逐渐延长步行距离、做功率自行车训练和爬楼梯等。

#### 8.5.5.2 吞咽康复及口腔护理

术后康复从不进食的间接吞咽训练开始，然后进行直接使用食物的训练，并根据患者的情况调整食物稠度、入口量和进食速度。在确定没有吻合失败后，吞咽训练通常在手术后 1 周左右开始进行。术后吞咽功能的评估采用视频透视吞咽检查（videofluo examination of swallowing，VF）或视频内镜吞咽检查（videoendoscopic examination of swallowing，VE）[22-25]。已有研究表明，即使在 MIE 术后，吞咽功能障碍仍然是一个常见的问题，而静默性误吸可能是导致颈部 MIE 术后肺炎的原因之一[23]。因为 VF 对于食管癌术后患者选择合适的食物质地非常有用[24]，因此在 VF 监测出存在静默性误吸时，吞咽训练的开展需十分谨慎。

预防肺炎的吞咽康复可以通过团队医疗护理（与多种职业合作，如营养师、护士、药剂师及言语治疗师和医师）实现。如前所述，康复包括辅助措施，如适当的仰卧姿势和食物稠度的选择，可能有利于食管癌术后吞咽障碍的恢复[22]。

双侧喉返神经麻痹的患者需要精心的治疗和康复，以避免发生吸入性肺炎 [22,57]。

术后口腔护理，特别是恢复进食后的口腔护理，对预防吸入性肺炎也很重要。

### 8.5.6 精神/心理支持

即使在知晓情况后，大多数食管癌手术患者在实际接受手术前也无法预测手术应激和身体变化的程度。因此，应提供心理指导，以鼓励康复意愿，并争取令患者早日恢复功能和重返社会。

尤其是针对食管癌切除术后的老年患者，应立即从心理（精神）、社会和身体方面给予个体化支持，尽早康复。为达到此目的，可能需要包括 NST、精神病学家和医务社会工作者在内的多职业合作提供援助。家庭支持也是必不可少的。

## 8.6 结论

在食管癌手术领域，以实现无缝肠内营养为重点的强化康复方案显得很有前景，预防术后感染并发症的对策可能尤为重要。然而，在不久的将来可能会积累更多的科学证据。包括围术期癌症康复和精神/社会支持在内的多职业团队医疗可能是必要的，特别是对老年患者。

## 参考文献

1. Ando N, Kato H, Igaki H, et al. A randomized trial comparing postoperative adjuvant chemotherapy with cisplatin and 5-fluorouracil versus preoperative chemotherapy for localized advanced squamous cell carcinoma of the thoracic esophagius (JCOG9907). Ann Surg Oncol. 2012;19:68–74.
2. Nabeya Y, Ochiai T, Matsubara H, et al. Neoadjuvant chemoradiotherapy followed by esophagectomy for initially resectable squamous cell carcinoma of the esophagus with multiple lymph node metastasis. Dis Esophagus. 2005;18:388–97.
3. Okazumi S, Ochiai T, Shimada H, et al. Development of less invasive surgical procedures for thoracic esophageal cancer. Dis Esophagus. 2004;17:159–63.
4. Nabeya Y, Sakamoto A, Takaishi S, et al. Nutritional management of the patients with advanced esophageal cancer during preoperative combined therapy. Nihon Shokaki Geka Gakkai Zasshi (Jpn J Gastroenterol Surg). 1991;24:2873–80. (in Japanese with English Abstract).
5. Kataoka K, Takeuchi H, Mizusawa J, et al. Prognostic impact of postoperative morbidity after esophagectomy for esophageal cancer: exploratory analysis of JCOG9907. Ann Surg. 2017; 265:1152–57.
6. Takeuchi H, Miyata H, Gotoh M, et al. A risk model for esophagectomy using data of 5354 patients included in a Japanese nationwide web-based database. Ann Surg. 2014;260:259–66.
7. Booka E, Takeuchi H, Nishi T, et al. The impact of postoperative complications on survivals after esophagectomy for esophageal cancer. Medicine. 2015;94(33):e1369.

8. Markar S, Gronnier C, Duhamel A, et al. The impact of severe anastomotic leak on long-term survival and cancer recurrence after surgical resection for esophageal malignancy. Ann Surg. 2015;262:972–80.

9. Niwa Y, Koike M, Hattori M, et al. Short-term outcomes after conventional transthoracic esophagectomy. Nagoya J Med Sci. 2016;78:69–78.

10. Daiko H, Nishimura M. A pilot study of the technical and oncologic feasibility of thoracoscopic esophagectomy with extended lymph node dissection in the prone position for clinical stage I thoracic esophageal carcinoma. Surg Endosc. 2012;26:673–80.

11. Nozaki I, Kato K, Igaki H, et al. Evaluation of safety profile of thoracoscopic esophagectomy for T1bN0M0 cancer using data from JCOG0502: a prospective multicenter study. Surg Endosc. 2015;29:3519–26.

12. Takesue T, Takeuchi H, Ogura M, et al. A prospective randomized trial of enteral nutrition after thoracoscopic esophagectomy for esophageal cancer. Ann Surg Oncol. 2015;22(Suppl 3):S802–9.

13. Fearon KC, Ljungqvist O, Von Meyenfeldt M, et al. Enhanced recovery after surgery: a consensus review of clinical care for patients undergoing colonic resection. Clin Nutr. 2015;24:466–77.

14. Blom RLGM, van Heijl M, Bemelman WA, et al. Initial experiences of an enhanced recovery protocol in esophageal surgery. World J Surg. 2013;37:2372–8.

15. Tang J, Humes DJ, Gemmil E, et al. Reduction in length of stay for patients undergoing oesophageal and gastric resections with implementation of enhanced recovery packages. Ann R Coll Surg Engl. 2013;95:323–8.

16. Bond-Smith G, Belgaumkar AP, Davidson BR, et al. Enhanced recovery protocols for major upper gastrointestinal, liver and pancreatic surgery. Cochrane Database Syst Rev. 2016;2:CD011382. https://doi.org/10.1002/14651858.CD011382.pub2.

17. Chen L, Sun L, Lang Y, et al. Fast-track surgery improves postoperative clinical recovery and cellular and humoral immunity after esophagectomy for esophageal cancer. BMC Cancer. 2016;16:449. https://doi.org/10.1186/s12885-016-2506-8.

18. Miyata G. What is "ESSENSE" ?-keyword for patients' early recovery after surgery. Geka to Taisha, Eiyo (JJSMN). 2014;47:147–54. (In Japanese with English abstract).

19. Shuto K, Kono T, Akutsu Y, et al. Naso-esophageal extraluminal drainage for postoperative anastomotic leak after thoracic esophagectomy for patients with esophageal cancer. Dis Esophagus. 2017;30:1–9.

20. Feeney C, Hussey J, Carey M, et al. Assessment of physical fitness for esophageal surgery, and targeting interventions to optimize outcomes. Dis Esophagus. 2010;23:529–39.

21. Sekine Y, Chiyo M, Iwata T, et al. Perioperative rehabilitation and physiotherapy for lung cancer patients with chronic obstructive pulmonary disease. Jpn J Thorac Cardiovasc Surg. 2005;53:237–43.

22. Tsubosa Y, Sato H, Nemoto M, et al. Experience of rehabilitation for swallowing disorders after esophagectomy for esophageal cancer. Nihon Shokaki Geka Gakkai Zasshi (Jpn J Gastroenterol Surg). 2005;38:571–8. (In Japanese with English Abstract).

23. Ben-David K, Fullerton A, Rossidis G, et al. Prospective comprehensive swallowing evaluation of minimally invasive esophagectomies with cervical anastomosis: silent versus vocal aspiration. J Gastrointest Surg. 2015;19:1748–52.

24. Sonoi M, Kayashita J, Yamagata Y, et al. Suitable food textures for videofluoroscopic studies of swallowing in esophageal cancer cases to prevent aspiration pneumonia. Asian Pac J Cancer Prev. 2016;17:3259–63.

25. Horiguchi S, Suzuki Y. Screening tests in evaluating swallowing function. JMAJ. 2011;54:31–4.

26. Akutsu Y, Matsubara H, Shuto K, et al. Pre-operative dental brushing can reduce the risk of postoperative pneumonia in esophageal cancer patients. Surgery. 2010;147:497–502.

27. Nozoe T, Kimura Y, Ishida M, et al. Correlation of pre-operative nutritional condition with post-operative complications in surgical treatment for oesophageal carcinoma. Eur J Surg Oncol. 2002;28:396–400.

28. Mariette C, De Botton ML, Piessen G. Surgery in esophageal and gastric cancer patients: what is the role for nutrition support in your daily practice? Ann Surg Oncol. 2012;19:2128–34.

29. Ligthart-Melis GC, Weijs PJ, Te Boveldt ND, et al. Dietician-delivered intensive nutritional support is associated with a decrease in severe postoperative complications after surgery in patients with esophageal cancer. Dis Esophagus. 2013;26:587–93.

30. Ida S, Watanabe M, Karashima R, et al. Changes in body composition secondary to neoadjuvant chemotherapy for advanced esophageal cancer are related to the occurrence of postoperative complications after esophagectomy. Ann Surg Oncol. 2014;21:3675–9.

31. Ida S, Watanabe M, Yoshida N, et al. Sarcopenia is a predictor of postoperative respiratory complications in patients with esophageal cancer. Ann Surg Oncol. 2015;22:4432–7.

32. McClave SA, Taylor BE, Martindale RG, et al. Guidelines for the provision and assessment of nutrition support therapy in the adult critically ill patient: society of critical care medicine (SCCM) and American Society for Parenteral and Enteral Nutrition (A.S.P.E.N.). JPEN J Parenter Enteral Nutr. 2016;40:159–211.

33. Omura K, Hirano K, Kanehira E, et al. Small amount of low-residue diet with parenteral nutrition can prevent decreases in intestinal mucosal integrity. Ann Surg. 2000;231:112–8.

34. Ohta K, Omura K, Hirano K, et al. The effects of an additive small amount of a low residual diet against total parenteral nutrition-induced gut mucosal barrier. Am J Surg. 2003;185:79–85.

35. Higashiguchi T, Itou A, Futamura A, et al. Effects of GFO on the pathological and functional changes in the intestinal mucosa associated with total parenteral nutrition in rats. Geka to Taisha, Eiyo (JJSMN). 2009;43:51–60. (in Japanese with English abstract).

36. Mudge L, Isenring E, Jamieson GG. Immunonutrition in patients undergoing esophageal cancer resection. Dis Esophagus. 2011;24:160–5.

37. Mabvuure NT, Roman A, Khan OA. Enteral immunonutrition versus standard enteral nutrition for patients undergoing oesophagogastric resection for cancer. Int J Surg. 2013;11:122–7.

38. Kitagawa H, Namikawa T, Yatabe T, et al. Effects of a preoperative immune-modulating diet in patients with esophageal cancer: a prospective parallel group randomized study. Langenbeck's Arch Surg. 2017. [Epub ahead of print]. https://doi.org/10.1007/s00423-016-1538-5.

39. Sakurai Y, Masui T, Yoshida I, et al. Randomized clinical trial of the effects of perioperative use of immune-enhancing enteral formula on metabolic and immunological status in patients undergoing esophagectomy. World J Surg. 2007;31:2150–7.

40. Weimann A, Braga M, Harsanyi L, et al. ESPEN guidelines on enteral nutrition: surgery including organ transplantation. Clin Nutr. 2006;25:224–44.

41. Ryan AM, Reynolds JV, Healy L, et al. Enteral nutrition enriched with eicosapentaenoic acid (EPA) preserves lean body mass following esophageal cancer surgery: results of a double-blinded randomized controlled trial. Ann Surg. 2009;249:355–63.

42. Raju TA, Torjman MC, Goldberg ME. Perioperative blood glucose monitoring in the general surgical population. J Diabetes Sci Technol. 2009;3:1282–7.

43. Frisch A, Chandra P, Smiley D, et al. Prevalence and cinical outcome of hyperglycemia in the perioperative period in noncardiac surgery. Diabetes Care. 2010;33:1783–8.

44. Horasawa S, Osame K, Kawasumi K, et al. Efficacy of ipragliflozin in patients with steroid-induced hyperglycemia during cancer chemotherapy. Gann To Kagaku Ryoho (Jpn J Cancer Chemother). 2016;43:645–7. (in Japanese with English Abstract).

45. Shimada H, Ochiai T, Okazumi S, et al. Clinical benefits of steroid therapy on surgical stress

in patients with esophageal cancer. Surgery. 2000;128:791–8.

46. Shimada H, Okazumi S, Matsubara H, et al. Effect of steroid therapy on postoperative course and survival of patients with thoracic esophageal carcinoma. Esophagus. 2004;1:89–94.

47. Fujita T, Daiko H. Optimal duration of prophylactic antimicrobial administration and risk of postoperative infectious events in thoracic esophagectomy with three-field lymph node dissection: short-course versus prolonged antimicrobial administration. Esophagus. 2015;12:38–43.

48. Durkin C, Schisler T, Lohser J. Current trends in anesthesia for esophagectomy. Curr Opin Anaesthesiol. 2017;30:30–5.

49. Fujita T, Okada N, Kanamori J, et al. Thermogenesis induced by amino acid administration prevents intraoperative hypothermia and reduces postoperative infectious complications after thoracoscopic esophagectomy. Dis Esophagus. 2016. [Epub ahead of print]. https://doi.org/10.1111/dote.12460.

50. Aiko S, Yoshizumi Y, Sugiura Y, et al. Beneficial effects of immediate enteral nutrition after esophageal cancer surgery. Surg Today. 2001;31:971–8.

51. Kobayashi K, Koyama Y, Kosugi S, et al. Is early enteral nutrition better for postoperative course in esophageal cancer patients? Nutrients. 2013;5:3461–9.

52. Moro K, Koyama Y, Kosugi SI, et al. Low fat-containing elemental formula is effective for postoperative recovery and potentially useful for preventing chyle leak during postoperative early enteral nutrition after esophagectomy. Clin Nutr. 2016;35:1423–8.

53. Berkelmans GHK, Wilts BJW, Kouwenhoven EA, et al. Nutritional route in oesophagealresection trial II (NUTRIENT II): study protocol for a multicentre open-label randomised controlled trial. BMJ Open. 2016;6:e011979. https://doi.org/10.1136/bmjopen-2016-011979.

54. Nabeya Y, Okazumi S, Shimada H, et al. Fungal infection in patients with esophageal cancer during the perioperative period. Nihon Geka Kansensho Kenkyu. 2003;15:87–91. (in Japanese with English Abstract).

55. Watanabe I, Fujihara H, Sato K, et al. Beneficial effect of a prone position for patients with hypoxemia after transthoracic esophagectomy. Crit Care Med. 2002;30:1799–802.

56. Lawrence VA, Cornell JE, Smetana GW, et al. Strategies to reduce postoperative pulmonary complications after noncardiothoracic surgery: systematic review for the American College of Physicians. Ann Intern Med. 2006;144:596–608.

57. Koyanagai K, Igaki H, Iwabu J, et al. Recurrent laryngeal nerve paralysis after esophagectomy: respiratory complications and role of nerve reconstruction. Tohoku J Exp Med. 2015;237:1–8.

# 胃部手术中的加速外科康复

Ryoji Fukushima

**摘要** 目前，原来最早应用于结肠直肠切除术中的 ERAS 方案已经拓展至临床多种手术中，如胃切除术。许多胃外科医师认为将大部分的 ERAS 要素应用于胃手术是可行且有用的，但他们最关心的问题之一是术后早期进食，尤其是早期经口进食。

目前为止，证据表明，胃手术患者的死亡率与早期经口进食的关系不大，然而，与结肠手术相比，胃手术患者的术前营养不良更常见，即使能在术后早期进食，术后营养摄入也会受限制。由于胃手术与结肠手术的特点有所不同，因此，有些患者需要个性化的治疗方法。对于术前营养不良和术后预计经口进食量较少的患者，早期经肠管进食是一个较好的选择。此外，患者自控饮食（由患者选择饮食）似乎很有前景，值得进一步研究。

**关键词** 早期经口进食；早期经肠管进食；患者自控饮食

## 9.1 概述

加速外科康复（ERAS）方案的首次引入是在结直肠癌患者围术期治疗中，ERAS 整合了多种围术期干预措施，旨在减轻手术应激反应，缩短术后完全恢复

R. Fukushima
日本东京大学医学院外科
e-mail: ryojif@med.teikyo-u.ac.jp

所需时间，减少术后并发症，以加速术后恢复。该方案的主要组成部分是强化疼痛控制、早期运动和早期经口进食[1,2]。许多前瞻性随机研究表明，ERAS方案可降低结肠直肠切除术后的死亡率和缩短住院时间[3]。目前，该方案已扩展至各种外科手术中，如胃切除术[4-7]。

许多胃外科医师认为将大部分的ERAS要素应用于胃手术是可行的，但胃外科医师最关心的问题之一是术后早期进食，尤其是早期经口进食。本章将讨论胃切除术后早期经口进食的问题。

## 9.2　加强术后早期经口（肠管）进食的ERAS要素

对于接受过腹腔手术的患者而言，传统的方法是要等到肠道功能恢复正常，如术后肠梗阻得到解除后，才能开始经口进食。在大多数情况下，这以排气或排便为准。事实上，有证据表明，小肠恢复运动能力需要6～12小时，胃需要12～24小时，结肠需要48～120小时[8]。因此，从理论上讲，当胃开始蠕动时便可以经口进食，即术后12～48小时[9]。

无论如何，想要患者可以术后早期进食，其术后肠梗阻问题需要得到最大程度的控制。为了达到这一目标，ERAS方案采取了一系列的干预措施（图9.1），如术中和术后避免使用阿片类镇痛药物，鼓励使用硬膜外镇痛药物。交感神经受刺激可能导致肠道功能受限，可通过局部麻醉剂硬膜外麻醉进行阻断。

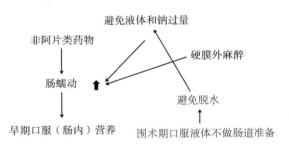

**图 9.1　促进术后早期经口（肠道）进食的措施**

过量的液体给药可导致血管腔外积液，而后引起的组织水肿可影响肠道功能，使术后肠道蠕动出现延迟。此外，晶体液超负荷也会显著增加并发症的发生率，如吻合口裂开[10]。为了避免这种情况，在手术过程中，限制性液体治疗是必不可少的，同时术前还应严格避免脱水现象的发生。在ERAS方案中，与传统的术前一晚禁食禁饮策略不同，麻醉诱导前6小时之前可以进食固态食物，2小时前可以饮水。此外，机械性肠道准备有可能导致术前脱水，这也是ERAS不建议在术前采用机械性肠道准备的原因之一。

另一方面，早期经肠道进食本身可能刺激肠蠕动。据报道，允许患者在手术当天饮用足够的液体也可以部分减少静脉输液的需要[11]。

## 9.3　胃切除术后早期经口进食

在结直肠手术中，许多外科医师都接受术后早期经口进食的观点，然而，上消化道外科医师可能是出于对胃胀气和吻合口愈合的考虑而不愿意让患者术后早期经口进食。胃切除术后胃的蠕动功能已被证实会受到影响[9]。胃手术后，食物需经过小残胃和新造的吻合口后才能完全消化。胃的扩张可能使吻合口紧张，因此，胃切除术后早期往往选择的是经肠管进食，而不是经口进食。因为该管可以放置在新吻合口远端空肠段，从而消除保守派外科医师的担忧。已经证明经肠管进食对于上消化道手术患者是有益的[12]。然而，造瘘空肠吻合术需要时间康复[13]，而且可能会发生与经空肠造瘘进食相关的罕见但严重的并发症[14]。

目前的证据表明，早期经口进食并不会增加非复杂性胃手术患者的死亡率。日本一项 100 例病例的对照研究比较了胃切除术后早期经口进食和传统治疗。早期组患者术后 48 小时内开始进食流质饮食，传统组患者禁食禁饮直到肠梗阻消失。他们发现胃切除术后早期经口进食是可行的，并没有增加呕吐、腹胀、吻合口漏或伤口感染等的发生率。并且早期经口进食还可以缩短住院时间（16.2 天和 23.4 天）[15]。

Hur 等进行了一项随机临床试验（RCT），以证明胃癌术后早期经口进食的安全性。他们将 54 名患者随机分为早期经口进食组和对照组。早期经口进食组术后第 2 天开始进食流质，术后第 3 天开始进食软食直至出院。对照组在术后第 4 天开始进食流质。两组临床手术特点无显著差异。早期组住院时间（$P=0.044$）、排气时间（$P=0.036$）明显缩短。死亡率、住院费用、术后症状、疼痛等方面差异无统计学意义。早期进食组的生活质量评分项目中术后短期内的疲劳（$P=0.007$）、恶心呕吐（$P=0.048$）得分明显低于对照组[16]。

另一项来自伊朗的 RCT（$n=109$）比较了上消化道手术（包括胃切除和食管切除）后早期经口进食（early oral feeding，EOF）和晚期经口进食（late oral feeding，LOF）。他们发现 EOF 组疗效更好，如呕吐发生率、术后住院率、再住院率等都更低。EOF 组术后第 1 天开始经口进食，初为 100ml 茶加 20g 糖，逐渐增加至 250ml 茶。如果初期经口进食的耐受性较好，则立即开始进食软食。LOF 组患者禁食禁饮直到肠鸣音出现和肠梗阻消失[17]。

最近在日本进行的一项 RCT 比较了 148 例胃切除术后实施 ERAS 方案和常规治疗的结果，显示 ERAS 组具有更好的短期临床效果。本研究中，ERAS 组在术后第 2 天开始进食，而常规组在术后第 3 天开始进食[6]。

我们也证明了在胃手术中应用 ERAS 方案的可行性。患者在术后第 2 天开始饮水和摄入口服营养补剂，在术后第 3 天开始进食软食，2 天后增加至常规饮食（3 个阶段）。总共有 203 例患者参与研究，术后肠梗阻及吻合口漏发生率分别为 1.0% 和 1.5%。与之前研究的 0 ～ 12.5% 和 0 ～ 4.2% 相比，这些数值较低[5]。

## 9.4　第一餐为流质饮食

传统的术后饮食是第一餐吃流质饮食，然后逐渐过渡到常规饮食。各种回顾性研究和报道都表明，常规饮食作为术后第一餐是可以接受的，而且传统的术后第一餐进食清流质饮食最近也受到了质疑。

Jeffery 等在 1996 年的一项随机研究首次报道了常规饮食作为术后第一餐的安全性。他们随机抽取 241 名接受腹部手术的患者，其第一次经口进食分为常规清液（$n=135$）或常规饮食（$n=106$），然后跟踪观察这些患者出现饮食不耐受的症状或迹象。两组出现饮食不耐受的情况在统计学上无显著差异。根据常规饮食组患者的营养学数据显示，他们摄入了更高的能量。但是本研究纳入的患者的异质性较大，仅有 27 例胃切除术患者[18]。

Pearl 等前瞻性地评估了常规饮食作为妇科肿瘤患者腹部手术后第一餐的安全性和有效性。在一项关于术后第 1 天第一餐的随机对照试验中，将 254 名接受腹腔内手术的妇科肿瘤患者分为清流质饮食组和常规饮食组。两组患者第一次尝试进食时的饮食耐受情况大体相同（94.4% vs. 87.7%）。两组术后恶心、呕吐、腹胀等并发症发生率无显著差异。清流质组恶心、呕吐的发生率分别为 19.6% 和 9.3%，常规饮食组分别为 18.8% 和 13.8%[19]。

还有其他类似的报道称，在胃肠手术中，常规饮食作为术后第一餐是安全的。只是这些报道包括多种外科手术，胃切除术只占少数[20]。因此，这一结果是否完全适用于胃切除患者尚不明确。值得注意的是：在远端胃切除术后，残胃的运动会受到影响，有时可导致摄入的食物出现滞留。在这些胃切除病例中，食物通过重力输送，流质食物比固体食物更容易通过。

在日本，一项 RCT（$n=117$）[21] 和一项回顾性队列研究（$n=204$）[22]，将胃切除术后第一餐的流质食物和常规饮食进行了比较。他们的结论是：没有必要采取流质饮食，且患者对常规饮食的满意度更高。但是，必须注意的是，在这些研究中，开始进食的时间为术后 5 ～ 8 天。

## 9.5　患者的饮食选择

个别研究人员发现，不给患者规定固定的饮食方案，让患者按需进食（在患者想进食时给予患者想要吃的食物）似乎也是安全可行的。Lassen 等将 447 例上消化道手术患者在术后第 1 天随机分为常规禁食禁饮后空肠穿刺置管的经肠管进食组（ETF 组）和按需正常饮食组（NF 组）。本研究纳入各种类型的上消化道手术，其中 17% 为全胃切除，18% 为远端胃切除，18% 为胰十二指肠切除。他们发现两组患者术后 30 天的死亡率、术后并发症的发生率和再手术率没有显著差异。NF 组的肠功能恢复时间、住院时间、主要并发症的数量、出院后并发症的发生率等这些指标结果都更好。然而，NF 组患者食物的摄入量并没有被测量[23]。

在日本，Hirano 比较了早期胃癌远端胃切除术后患者自控饮食计划（PC组 $n$=53）与常规饮食计划（CR 组 $n$=50）的临床结果。PC 组按需给予固态饮食，CR 组术后第 10 天给予固态饮食。PC 组术后第 2 天可耐受流质饮食，术后第 6 天可耐受固态饮食。PC 组术后住院时间明显短于 CR 组［（18.5±5.9）天和（21.7±8.8）天］。PC 组患者术后第 19 天经口摄入的热量高于 CR 组（$P$=0.02）。体重变化、并发症发生率、临床路径差异无统计学意义[24]。

Hara 等也验证了患者从术后第 2 天开始自己选择食物的可行性。接受胃切除手术的非复杂性胃癌患者在术后第 1 天进食流质食物，然后要求他们从术后第 2 天开始自己选择食物（流质、半流质、软食或正常）。患者每天都自己选择第 2 天的饮食直到出院。该方案共纳入了 75 例患者进行观察，并且将他们与 25 例对照患者进行比较。75 例患者中有 69 例（10 例全胃切除）完成了方案，自己选择饮食的患者在术后 1 ～ 5 天内摄入的能量显著增加，1 个月后的体重减轻明显低于对照组[25]。

## 9.6　胃切除术后早期经口进食的摄入量是否足够

如前所述，胃切除术后早期经口进食可能是安全可行的。然而，与结肠手术相比，即使胃切除术患者可以在术后早期进食，他们术后的食物摄入量还是会受限制。许多报道 ERAS 有用性的文章，强调的都是术后早期进食和减少住院时间的可能性，却没有关于术后营养供应是否充足及营养不良程度的报道。在我们的预试验中，远端胃切除患者在术后第 1 天、第 2 天、第 3 天经口摄入的食物量分别为 426kcal/d、595kcal/d、569kcal/d，不能满足其日常能量需求。此外，在全胃切除患者中，这些天的能量摄入量低于 300kcal/d。

据报道，患者术后第 1 周的体重下降明显大于随后的 3 周，瘦体重在第 1 周内下降的体重中占了很大的比例[26]。体重下降与癌症患者（包括胃癌患者）的各种不良后果有关。因此，对于高风险的胃切除术患者，如术前严重营养不良和术后预计经口摄入量较低的患者，早期经肠管进食似乎很有必要。我们的研究表明，早期经肠管进食的患者在出院时下降的体重比未接受肠管进食的患者要少（图 9.2）。

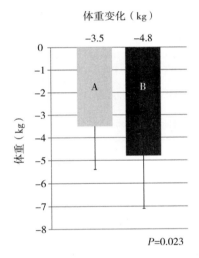

图 9.2 出院时体重变化。早期经肠管进食的全胃切除术患者（A）和无早期经肠管进食的全胃切除术患者（B）

## 9.7 结论

一般来说，ERAS 方案应用于胃切除术是安全、可行且有用的。但由于胃部手术与结肠手术的特点不同，有的患者需要个性化的治疗方法。对于术前营养不良和术后预计经口摄入量较低的患者，早期经肠管进食是一个较好的选择。患者自控饮食（由患者选择饮食）似乎很有前景，值得进一步研究。

## 参考文献

1. Fearon KC, Ljungqvist O, Von Meyenfeldt M, et al. Enhanced recovery after surgery: a

consensus review of clinical care for patients undergoing colonic resection. Clin Nutr. 2005;24:466–77.

2. Lassen K, Soop M, Nygren J, et al. Consensus review of optimal perioperative care in colorectal surgery: enhanced recovery after surgery (ERAS) group recommendations. Arch Surg. 2009;144:961–9.

3. Zhuang CL, Ye XZ, Zhang XD, et al. Enhanced recovery after surgery programs versus traditional care for colorectal surgery: a meta-analysis of randomized controlled trials. Dis Colon Rectum. 2013;56:667–78.

4. Yamada T, Hayashi T, Cho H, et al. Usefulness of enhanced recovery after surgery protocol as compared with conventional perioperative care in gastric surgery. Gastric Cancer. 2012;15:34–41.

5. Yamada T, Hayashi T, Aoyama T, et al. Feasibility of enhanced recovery after surgery in gastric surgery: a retrospective study. BMC Surg. 2014;14:41.

6. Tanaka R, Lee SW, Kawai M, et al. Protocol for enhanced recovery after surgery improves short-term outcomes for patients with gastric cancer: a randomized clinical trial. Gastric Cancer. 2017;20(5):861–71.

7. Bruna Esteban M, Vorwald P, Ortega Lucea S, et al. Grupo de Trabajo de Cirugía Esofagogástrica del Grupo Español de Rehabilitación Multimodal (GERM). Enhanced recovery after surgery in gastric resections. Cir Esp. 2017;95:73–82.

8. Rothnie NG, Harper RA, Catchpole BN. Early postoperative gastrointestinal activity. Lancet. 1963;2:64–7.

9. Mochiki E, Asao T, Kuwano H. Gastrointestinal motility after digestive surgery. Surg Today. 2007;37:1023–32.

10. Bundgaard-Nielsen M, Holte K, Secher NH, et al. Monitoring of perioperative fluid administration by individualized goal-directed therapy. Acta Anaesthesiol Scand. 2007;51:331–40.

11. Pedziwiatr M, Matlok M, Kisialeuski M, et al. Enhanced recovery (ERAS) protocol in patients undergoing laparoscopic total gastrectomy. Wideochir Inne Tech Maloinwazyjne. 2014;9:252–7.

12. Barlow R, Price P, Reid TD, et al. Prospective multicentre randomised controlled trial of early enteral nutrition for patients undergoing major upper gastrointestinal surgical resection. Clin Nutr. 2011;30:560–6.

13. Sun Z, Shenoi MM, Nussbaum DP, et al. Feeding jejunostomy tube placement during resection of gastric cancers. J Surg Res. 2016;200:189–94.

14. Melis M, Fichera A, Ferguson MK. Bowel necrosis associated with early jejunal tube feeding: a complication of postoperative enteral nutrition. Arch Surg. 2006;141:701–4.

15. Suehiro T, Matsumata T, Shikada Y, et al. Accelerated rehabilitation with early postoperative oral feeding following gastrectomy. Hepato-Gastroenterology. 2004;51:1852–5.

16. Hur H, Kim SG, Shim JH, et al. Effect of early oral feeding after gastric cancer surgery: a result of randomized clinical trial. Surgery. 2011;149:561–8.

17. Mahmoodzadeh H, Shoar S, Sirati F, et al. Early initiation of oral feeding following upper gastrointestinal tumor surgery: a randomized controlled trial. Surg Today. 2015;45:203–8.

18. Jeffery KM, Harkins B, Cresci GA, et al. The clear liquid diet is no longer a necessity in the routine postoperative management of surgical patients. Am Surg. 1996;62:167–70.

19. Pearl ML, Frandina M, Mahler L, et al. A randomized controlled trial of a regular diet as the first meal in gynecologic oncology patients undergoing intraabdominal surgery. Obstet Gynecol. 2002;100:230–4.

20. Gonzalez Ojeda A, Rodea Rodriguez J, Garcia Olivan J, et al. Comparative study of soft diet or clear liquids in the resumption of oral intake in the postoperative period. Rev Gastroenterol Mex. 1998;63:72–6.

21. Usui F, Oginuma M, Haneda C, et al. 幽門側胃切除術後の食事摂取方法に関する研

究 (A study of postoperative diet intake after distal gastrectomy). J Metabol Clin Nutr. 2005;8:123–30.
22. Miyake K, Takagawa R, Suwa Y, et al. Postoperative diet after distal gastrectomy—is gradual introduction necessary? J Jpn Coll Surg. 2014;39:827–32.
23. Lassen K, Kjaeve J, Fetveit T, et al. Allowing normal food at will after major upper gastrointestinal surgery does not increase morbidity: a randomized multicenter trial. Ann Surg. 2008;247:721–9.
24. Hirao M, Tsujinaka T, Takeno A, et al. Patient-controlled dietary schedule improves clinical outcome after gastrectomy for gastric cancer. World J Surg. 2005;29:853–7.
25. Hara T, Okuda T, Nanmoto M, et al. A study of the self-selection of postoperative diets after gastrectomy. J Jpn Soc Parenter Enteral Nutr. 2015;30:1152–7.
26. Aoyama T, Kawabe T, Hirohito F, et al. Body composition analysis within 1 month after gastrectomy for gastric cancer. Gastric Cancer. 2016;19(2):645–50.

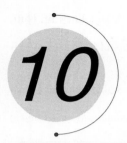

# 机械肠道准备对结直肠癌患者术后肠动力的副作用

Takeshi Yamada、Yasuyuki Yokoyama、Kouki Takeda、Goro Takahashi、Takuma Iwai、Michihiro Koizumi、Akihisa Matsuda、Seiichi Shinji、Keisu Hara、Satoshi Matsumoto、Keiichiro Ohta 和 Eiji Uchida

**摘要** 手术后会出现一些反应，如术后肠蠕动迟缓，通常这一症状会在数小时到数天内好转。术后肠梗阻（postoperative ileus，POI）是腹部手术后的一种短暂性肠动力障碍，其症状是恶心、呕吐、不能耐受经口进食、腹胀、排气和排便延迟。POI 的病理生理学是多因素的，但其具体的潜在机制尚不清楚。应预防这种并发症。然而，还没有找到有效预防 POI 的单一技术或药物。因此，需要采取多方面的措施来预防 POI。加速外科康复（ERAS）的手术管理方案有：微创技术、理想的疼痛控制、积极术后康复和早期营养摄入等，据报道采用这些方法对结肠术后胃肠蠕动的恢复有积极影响。尽管传统上认为机械肠道准备（MBP）可降低术部位感染和吻合口漏的发生率，但在临床试验中还没有报道过 MBP 的益处。一些研究表明，MBP 与聚乙二醇（PEG）联合使用会导致吻合口愈合不良和肠蠕动减。我们发现 MBP 和 PEG 对开放手术和腹腔镜结肠手术后小肠蠕动都有不良影响。由

T. Yamada（⊠）、Y. Yokoyama、K. Takeda、G. Takahashi、T. Iwai、M. Koizumi
A. Matsuda、S. Shinji、K. Hara、S. Matsumoto、K. Ohta、E. Uchida
日本东京日本医科大学消化外科
e-mail: y-tak@nms.ac.jp

于营养物质主要在小肠吸收，因此促进小肠迅速恢复是很重要的。在 ERAS 方案中，建议取消 MBP，这可能是 ERAS 促进小肠早期恢复蠕动最重要的因素。

**关键词** 聚乙二醇；机械肠道准备；肠蠕动；术后肠梗阻

## 10.1 概述

加速外科康复包括调节患者对手术损伤的反应、早日恢复体力活动、早日恢复正常的营养摄入，以及通过减轻焦虑来提高康复意愿（Japanese Society for Surgical Metabolism and Nutrition）。早期正常的营养摄入是通过预防术后肠梗阻（postoperative ileus，POI）和早日恢复胃肠蠕动来实现的。

术后肠蠕动减慢被认为是开放手术和其他外科手术的正常且不可避免的反应[1]。一般情况下，蠕动会在数小时至数天内恢复，胃肠动力预计在术后 2 ～ 3 天内恢复正常。然而，围术期处理和手术操作所引起的手术应激或炎症会影响恢复速度。POI 被认为是术后胃肠蠕动迟缓延长的结果。

POI 通常被定义为腹部和其他类型手术后暂时性的肠蠕动障碍[1,2]，其症状是恶心、呕吐、不能耐受经口进食、腹胀、排气和排便延迟。POI 不仅可导致肠内营养延迟，还可导致运动能力下降（如手术伤口愈合和步行的延迟、肺不张、肺炎和深静脉血栓形成）和患者不适感[3]。在本章，我们将阐述术后肠蠕动、POI，以及术前机械肠道准备（mechanical bowel preparation，MBP）对胃肠蠕动的影响。

## 10.2 早期恢复正常营养摄入

术后早期恢复中的经口进食可使术后肠蠕动的早期恢复成为可能，从而降低吻合口漏、伤口感染、肺炎和腹腔内脓肿形成的风险[4]。

已有几项研究根据患者排便或首次排便的时间来评估患者术后肠蠕动。然而，很少有研究客观地评价肠蠕动。

## 10.3 POI 的发生率和危险因素

结直肠癌术后 POI 发生率为 12.7% ～ 26.9%[5-9]。术前发生 POI 的危险因素有：男性，既往的呼吸系统、心脏或肾脏疾病，术前体重指数增加，术前化疗及术前白蛋白下降[5-8]。术中危险因素有：开放手术、手术时间长、出血量大和红细胞输注[5-8]。

## 10.4    POI 的发病机制

POI 的病理生理学是多因素的，它涉及神经源性因素、炎症和药理机制[10]。肠蠕动依赖于副交感神经，并且被交感神经抑制。然而，具体的潜在机制仍不清楚[2]。腹部大手术后小肠麻痹状态平均持续 0～24 小时，胃持续 24～48 小时，结肠持续 48～72 小时[2]。在 POI 状态下，胃肠蠕动的恢复速度因为各种原因减慢。

手术反应的第一阶段是由神经介导的，在手术期间和手术后立即被激活。皮肤切口引起肾上腺素能运动神经元活性增加，由促肾上腺皮质激素释放因子介导，导致急性肠麻痹[11]。第二阶段在手术操作后 3～4 小时开始，由炎症介导。胃肠道组织的机械性损伤以及炎症介质和细胞因子的释放导致 POI[10]。促炎细胞因子和趋化因子的释放导致内皮细胞内黏附分子增加。肠道内的吞噬细胞被激活，使得白细胞向外肌层迁移。这些吞噬细胞释放的一氧化氮和前列腺素通过直接抑制平滑肌收缩来阻止蠕动[11]。

肠道处理会增加胃肠道炎症，因为它会诱导吞噬细胞、中性粒细胞、巨噬细胞、单核细胞、树突状细胞、T 细胞、NK 细胞和肥大细胞的迁移[12]。随着手术操作强度的增加，炎症细胞在肠内的积聚也增加了[12]。因此，使用腹腔镜的微创技术可能有助于减少胃肠道炎症。

众所周知，水肿会引起肠壁的拉伸，刺激细胞内信使之间的相互作用。手术会增加抗利尿激素、皮质醇和醛固酮的分泌，从而导致钠和水的潴留[13]。手术后体液潴留和低白蛋白水平也会导致胃肠水肿[14]。

## 10.5    POI 的治疗

通常情况下，长期 POI 的初始治疗包括放置鼻胃管以缓解管腔扩张，同时监测尿量，必要时通过静脉输液纠正电解质紊乱以达到液体平衡状态[11]。然而，鼻胃管负压吸引（nasogastric suction）并不是总有助于解决 POI[15]。术后早日活动并不能使胃肠道蠕动得到早期恢复[16]。到目前为止，还没有任何治疗能加速 POI 的恢复。因此，预防 POI 非常重要。

## 10.6    POI 的预防

术前、术中及术后干预均可预防 POI。然而，目前还没有发现一种技术或药剂能够有效地预防 POI[2,17]。甲氧氯普胺不能降低肠梗阻的发生率[18]。早期经口进食（术后第 1 天进食流质食物）可促进术后胃肠蠕动的恢复，但尚未显示可降低 POI 的发生率 [19]。接受微创或腹腔镜手术的患者发生 POI 的风险比接受开放手术的患者低。然而，两项大型临床试验［腹腔镜或开放式肿瘤切除术（COLOR）和欧洲科技合作（COST）研究］表明，腹腔镜手术不一定能降低POI 的发生率 [20]，因此，需要从多方面采取措施来预防 POI。

## 10.7　ERAS 对预防结直肠术后 POI 的作用

快通道是缩短择期手术患者康复时间的一种多方面处理措施。尤其是在结肠手术中，这一概念被世界公认为属于加速外科康复（ERAS）范畴，它包含 17个要素 [21]，并据报道它有助于降低 POI 的发生率 [21,22]。该方法包括硬膜外麻醉、微创技术、理想的疼痛控制、积极的术后康复和早期营养摄入。这些方法的结合减少了应激反应和器官功能障碍。然而，ERAS 对早期运动能力恢复的影响尚不清楚。

虽然认为 ERAS 可以降低 POI 的发生率，但其对 POI 的影响尚未深入研究。只有一项小样本研究表明，当依从度超过 85% 时，ERAS 可以降低 POI 发生率 [23]。在这项研究中，大约 10% 的患者接受了 MBP，这会对术后的运动能力产生不良影响。

## 10.8　MBP 的缺点

虽然期望 MBP 降低手术部位感染和吻合口漏的发生率，但在大型临床试验中并未报道 MBP 的益处 [24-26]。此外，MBP 会增加腹腔感染并发症（如吻合口漏、腹腔脓肿和伤口感染）[27]。因此，尽管在一些 ERAS 研究中并未完全取消MBP，但在 ERAS 管理方案中，通常不推荐 MBP[28,29]。许多外科医师在结直肠手术前继续使用聚乙二醇（PEG）进行 MBP，因为他们认为 PEG 可以显著减少肠道残留物，帮助他们更容易地进行手术。

之前，我们进行了一项包含 282 例结肠癌患者的观察性研究。我们发现MBP 和 PEG 对开腹手术和腹腔镜结肠术后的肠蠕动都有不良影响 [30]。在这项研究中，我们用术前 2 小时摄入的放射性标记物对术后小肠和结肠蠕动进行了放射学评估。Jung 等还报道 MBP 延迟了开腹结肠术后首次排便 [31]。此外，Bucher 等报道 PEG 延迟了左侧结肠术后首次排便 [27]。大、小肠的蠕动可能会影响首次排便。但是，小肠的蠕动能力比大肠更重要，因为在肠蠕动的早期恢复中，营养物质主要在小肠吸收。

在之前的研究中，我们也发现 MBP 的缺失并不影响手术时间和术中出血量。

这些结果表明，没有 PEG 并不会使手术更加困难。此外，取消 MBP 并不影响吻合口漏、POI、伤口感染、腹腔内脓肿形成、术后出血、术后恶心和死亡率[30]。

基于以上发现，我们认为取消 MBP 这一措施可能是 ERAS 中促使术后肠道早期恢复的最重要因素之一。然而，包括我们自己的研究在内，没有任何研究已经证明取消 MBP 确实有效地减少了 POI 的患病率。

## 10.9　MBP 的作用机制

使用 PEG 的 MBP 对术后肠蠕动产生副作用的原因尚不清楚。在大鼠中，PEG 增加胆汁分泌，并引起大、小肠中轻度充血、水肿和炎症，但在胃中则无此作用[32]。充血、水肿和炎症不仅会影响吻合口愈合，还会影响肠蠕动。此外，即使是相对少量的 PEG（500 ~ 750ml）也会导致人的小肠扩张数小时[33]。PEG 的这些作用可对术后肠蠕动产生不良影响。PEG 能增加肠液和扩张小肠，从而对肠道蠕动产生不良影响，但刺激性泻药（如磷酸钠和番泻叶）不会增加肠液或扩张小肠[34]。

## 10.10　结论

采用 ERAS 的手术管理方案对结肠术后胃肠蠕动的恢复有积极影响。取消 MBP 可能是 ERAS 促使小肠蠕动早日恢复的最重要的因素。然而，没有发现任何方法可以降低 POI 的患病率。

## 参考文献

1. Kehlet H, Holte K. Review of postoperative ileus. Am J Surg. 2001;182:3s–10s.
2. Holte K, Kehlet H. Postoperative ileus: a preventable event. Br J Surg. 2000;87:1480–93.
3. Senagore AJ. Pathogenesis and clinical and economic consequences of postoperative ileus. Am J Health Syst Pharm. 2007;64:S3–7.
4. Lewis SJ, Egger M, Sylvester PA, et al. Early enteral feeding versus "nil by mouth" after gastrointestinal surgery: systematic review and meta-analysis of controlled trials. BMJ. 2001;323:773–6.
5. Vather R, Josephson R, Jaung R, et al. Development of a risk stratification system for the occurrence of prolonged postoperative ileus after colorectal surgery: a prospective risk factor analysis. Surgery. 2015;157:764–73.
6. Chapuis PH, Bokey L, Keshava A, et al. Risk factors for prolonged ileus after resection of colorectal cancer: an observational study of 2400 consecutive patients. Ann Surg. 2013;257:909–15.
7. Murphy MM, Tevis SE, Kennedy GD. Independent risk factors for prolonged postoperative ileus development. J Surg Res. 2016;201:279–85.

8. Moghadamyegl aneh Z, Hwang GS, Hanna MH, et al. Risk factors for prolonged ileus following colon surgery. Surg Endosc. 2016;30:603–9.
9. Vather R, Biss⊱ t IP. Risk factors for the development of prolonged post-operative ileus following elect ve colorectal surgery. Int J Color Dis. 2013;28:1385–91.
10. Bauer AJ, Boe⊱ kxstaens GE. Mechanisms of postoperative ileus. Neurogastroenterol Motil. 2004;16(Suppl 2):54–60.
11. Bragg D, El-S arkawy AM, Psaltis E, et al. Postoperative ileus: recent developments in pathophysiolog y and management. Clin Nutr. 2015;34:367–76.
12. Kalff JC, Sch aut WH, Simmons RL, et al. Surgical manipulation of the gut elicits an intestinal mu: cularis inflammatory response resulting in postsurgical ileus. Ann Surg. 1998;228:652 53.
13. Chowdhury A I, Lobo DN. Fluids and gastrointestinal function. Curr Opin Clin Nutr Metab Care. 2011;14 469–76.
14. Lobo DN, B⊱ stock KA, Neal KR, et al. Effect of salt and water balance on recovery of gastrointestir al function after elective colonic resection: a randomised controlled trial. Lancet. 2002 59:1812–8.
15. Cheatham M ., Chapman WC, Key SP, et al. A meta-analysis of selective versus routine nasogastric ecompression after elective laparotomy. Ann Surg. 1995;221:469–76. discussion 4 5-468.
16. Waldhausen H, Schirmer BD. The effect of ambulation on recovery from postoperative ileus. Ann St g. 1990;212:671–7.
17. Story SK, Cł mberlain RS. A comprehensive review of evidence-based strategies to prevent and treat pos operative ileus. Dig Surg. 2009;26:265–75.
18. Cheape JD, exner SD, James K, et al. Does metoclopramide reduce the length of ileus after colorectal su gery? A prospective randomized trial. Dis Colon Rectum. 1991;34:437–41.
19. Fujii T, Mo ta H, Sutoh T, et al. Benefit of oral feeding as early as one day after elective surgery for dlorectal cancer: oral feeding on first versus second postoperative day. Int Surg. 2014;99:21 -5.
20. Veldkamp I, Kuhry E, Hop WC, et al. Laparoscopic surgery versus open surgery for colon cancer: sho -term outcomes of a randomised trial. Lancet Oncol. 2005;6:477–84.
21. Fearon KC Ljungqvist O, Von Meyenfeldt M, et al. Enhanced recovery after surgery: a consensus eview of clinical care for patients undergoing colonic resection. Clin Nutr. 2005;24:46 –77.
22. Kehlet H, Wilmore DW. Evidence-based surgical care and the evolution of fast-track surgery. A n Surg. 2008;248:189–98.
23. Barbieux J Hamy A, Talbot MF, et al. Does enhanced recovery reduce postoperative ileus after color ctal surgery? J Visc Surg. 2017;154(2):79–85.
24. Jung B, Pä ilman L, Nystrom PO, et al. Multicentre randomized clinical trial of mechanical bowel pre aration in elective colonic resection. Br J Surg. 2007;94:689–95.
25. Contant C M, Hop WC, van't Sant HP, et al. Mechanical bowel preparation for elective colorectal urgery: a multicentre randomised trial. Lancet. 2007;370:2112–7.
26. Slim K, V caut E, Launay-Savary MV, et al. Updated systematic review and meta-analysis of randon zed clinical trials on the role of mechanical bowel preparation before colorectal surgery. A nn Surg. 2009;249:203–9.
27. Bucher F Gervaz P, Soravia C, et al. Randomized clinical trial of mechanical bowel preparati n versus no preparation before elective left-sided colorectal surgery. Br J Surg. 2005;92: 09–14.
28. Nygren . Soop M, Thorell A, et al. An enhanced-recovery protocol improves outcome after col rectal resection already during the first year: a single-center experience in 168 consecut ve patients. Dis Colon Rectum. 2009;52:978–85.
29. Khoo C , Vickery CJ, Forsyth N, et al. A prospective randomized controlled trial of

multimodal perioperative management protocol in patients undergoing elective colorectal resection for cancer. Ann Surg. 2007;245:867–72.

30. Yamada T, Kan H, Matsumoto S, et al. Dysmotility by mechanical bowel preparation using polyethylene glycol. J Surg Res. 2014;191:84–90.
31. Jung B, Lannerstad O, Pahlman L, et al. Preoperative mechanical preparation of the colon: the patient's experience. BMC Surg. 2007;7:5.
32. Bingol-Kologlu M, Senocak ME, Talim B, et al. A comparative histopathologic evaluation of the effects of three different solutions used for whole bowel irrigation: an experimental study. J Pediatr Surg. 2000;35:564–8.
33. McKenna DA, Roche CJ, Murphy JM, et al. Polyethylene glycol solution as an oral contrast agent for MRI of the small bowel in a patient population. Clin Radiol. 2006;61:966–70.
34. Valverde A, Hay JM, Fingerhut A, et al. Senna vs polyethylene glycol for mechanical preparation the evening before elective colonic or rectal resection: a multicenter controlled trial. French Association for Surgical Research. Arch Surg. 1999;134:514–9.

# 11

# 肝细胞癌切除术后患者的加速外科康复

Masaki Kaibori、Kosuke Matsui、Morihiko Ishizaki、Kentaro Inoue、Kengo Yoshii 和 Masanori Kon

**摘要** 本中心的一项最新研究是，观察 ERAS 对于即将接受有潜在疗效的肝细胞切除术的肝细胞癌患者而言，是否会影响肝细胞癌切除术的可行性、安全性及有效性。比较采用 ERAS 前、后扩大性肝切除术的 HCC 患者的临床病理学因素、外科手术因素及预后。与对照组相比，ERAS 组手术时间及术后住院时间显著缩短，术中灌注量明显减少。虽然 ERAS 组腹腔引流留置的频率显著降低，但是术中无腹腔引流患者的腹腔穿刺频率明显增加。ERAS 组患者经口进食和平稳步行能力出现更早。ERAS 组患者术后人血白蛋白及胆碱酯酶浓度明显高于对照组。这些结果表明：对于轻中度肝功能不全的 HCC 扩大性肝切除术后的患者而言，ERAS 是可行的、有效的。ERAS 能早期恢复经口进食、加速术后康复、缩短住院时间。

---

本章改编自 2016 年发表于《今日外科》（*Surgery Today*）一篇《肝癌切除术患者引入加速外科康复方案的效果》文章，经 Springer 许可。

M. Kaibori（⊠）
日本大阪关西医科大学平田医院外科
日本大阪关西医科大学下一代微创外科
e-mail: kaibori@hirakata.kmu.ac.jp

K. Matsui、M. Ishizaki、K. Inoue、M. Kon
日本大阪关西医科大学平田医院外科

K. Yoshii
日本京都医科大学医学统计系

**关键词**　肝切除术；肝癌；加速外科康复

## 11.1　概述

目前，术后的快速恢复或加速外科康复（enhanced recovery after surgery，ERAS）项目已纳入多种手术适应证患者的治疗标准[1-5]。这些措施采取多模式方法达到效果最大化、费用最少化，因此需要优化围术期的治疗路径[6]。ERAS 与减少并发症的出现、缩短住院时间、降低住院费用密切相关[1]。即使有 6 篇已发表的相关文献，但证实 ERAS 在肝脏术后患者中的有效性的相关证据仍有限[7]。其中 2 篇中随机试验的小样本量研究结果显示：肝切除后的 ERAS 与住院费用的减少、并发症发生率的降低密切相关[8,9]。在这些研究中，大多数患者由于结直肠癌肝转移进行了肝切除术。少数研究观察了 ERAS 对于肝切除术后的肝细胞癌（hepatocellular carcinoma，HCC）患者的疗效。

HCC 在全球最常见的肿瘤中排名第 5[10]。尽管多数 HCC 患者分布于亚洲和非洲，但南美洲和欧洲的 HCC 患病率及死亡率也在逐渐增加[11, 12]。在日本，乙型或丙型肝炎病毒感染所致的慢性肝炎或肝硬化患者最易患 HCC。由于围术期管理、麻醉和手术操作的进步，HCC 的肝切除术越来越普遍[13]。然而，HCC 肝切除术后的死亡率仍旧高于行其他手术的肝硬化或慢性肝炎患者。据报道，肝硬化患者肝切除术后的 HCC 患病率为 20% ～ 70%，死亡率为 5% ～ 21%[14-19]。然而，在日本多家大型临床中心，尽管患病率依然很高，但是死亡率更低，小于2%[20-22]。由于不同类型的术中应激事件，比如失血和局部缺血，这些患者的术后进展不可能同预期完全一致。这些研究结果强调了手术操作及围术期管理的改进对于降低 HCC 肝切除术后患者的并发症发生率和死亡率的重要性。

一些日本外科医师对于 ERAS 持怀疑态度。他们的反对意见可归纳为四类：①外科医师认为完美的外科手术，术中患者病情稳定，自然而然就能达到良好的术后转归；②外科医师认为手术最重要的一点是手术操作技术，而不是康复方案；③外科医师认为，对于医师及患者而言，ERAS 都不是必需的；④一些外科医师认为那些倡导 ERAS 的外科医师的手术操作技术未达到最佳。不过，最佳的患者恢复结果取决于围术期治疗及外科技术的改进。我们认为改进围术期治疗及外科技术的努力是必要的。

假设对于 ERAS 方案的实施可加速肝切除术后 HCC 患者的康复、降低并发症发生率、缩短住院时间。对此，我们进行了一项研究，旨在探究针对 HCC 患者的 ERAS 方案是否会影响具有潜在疗效的肝切除术的可行性、安全性及有效性。

## 11.2　患者，临床病理学变量和手术

选取 2008 年 1 月至 2013 年 12 月的 315 名 R0 切除术（即切除所有肉眼可见的肿瘤组织）后的 HCC 患者。其中 130 名患者于 2008 年 1 月至 2010 年 12 月期间接受手术，41 名患者于 2011 年 1 月至 2012 年 1 月期间接受手术，144 名患者于 2012 年 2 月至 2013 年 12 月期间接受手术。术后死亡患者共有 8 名（术后 3 个时期内死亡人数分别为 4 名、1 名、3 名）。所有患者的相关数据均尽可能详细记录。所有患者均知晓实验设计方案。2008 年 1 月至 2010 年 12 月期间接受手术的患者给予常规的围术期管理措施，2012 年 2 月至 2013 年 12 月期间接受手术的患者给予 ERAS。本研究符合本医疗机构伦理委员会相关制度。

根据患者是否接受了 2 个或 2 个以上分区的切除术进一步进行分类。71 名接受 2 个以上分区切除术的患者进一步分为 ERAS 组（n=47）和对照组（n=24）。

术前，所有患者均进行肝功能检查及给药 15 分钟后吲哚菁绿（indocyanine-gree，ICG）滞留率（评估肝排泄能力）检查。本研究通过检测乙型肝炎病毒表面抗原及丙型肝炎病毒抗体的血清浓度排除肝炎患者。所有患者均检测甲胎蛋白及维生素 K 缺乏/拮抗 - II 诱导蛋白血清浓度。根据 Brisbane 术语对外科手术进行分类 [23]。解剖学切除术为肿瘤连同相关的门静脉分支及相应肝区的切除。解剖学切除术又可进一步分为半肝切除术（切除肝的一半）、扩大性半肝切除术（半肝切除术加临近区域的切除）、肝区切除术（2 个 Couinaud 亚段的切除）[24] 或肝段切除术（1 个 Couinaud 亚段的切除）。其他所有非解剖学切除术均定义为局部切除术。采用局部切除术治疗的肿瘤包括周围型和中央型肿瘤。部分肝切除术后的周围型肿瘤患者和肝外转移的肿瘤患者均获得足够的手术切缘。反之，由于获得手术切缘的难度及风险，位于肝门或主要血管邻近区域的中央型肿瘤患者常行摘除术。本研究中，2 个分区以上的切除术定义为扩大性肝切除术，由一位知名病理学家检查每个标本的组织学诊断依据，记录围术期/术后并发症和死亡数以评估肝切除术相关的并发症发生率和死亡率。调查者主要根据 Clavien-Dindo 评分对并发症进行分类 [25,26]。I 级和 II 级并发症定义为次要发生率，III 级和 IV 级并发症定义为主要发生率，V 级并发症定义为患者死亡。

ERAS 组和对照组患者的肝切除术均由同一名肝脏外科医师完成。手术采用右肋下腹部切口。采用术中超声定位横断面、超声乳化技术（CUSA®；Valleylab，Boulder，CO，USA）和 Aquamantys® 双极（Medtronic，Minneapolis，MN，USA）用于肝实质切开术。

未采取特定的措施避免术前准备、术后禁食、胃肠减压、大量静脉输液或

预防性腹腔引流时间延长。常规的术后治疗强调患者及其胃肠道得到足够的休息。我们对最初适用于选择性结肠直肠手术患者的 ERAS 多模式、基于循证医学证据的康复方案进行改进，以便其涵盖选择性肝切除术的所有方面 [27]。肝脏 ERAS 方案的细节见表 11.1。

**表 11.1　ERAS 组肝切除术患者中拟进行的治疗计划**

| *术前* |
| --- |
| 术前 1 个月内肝硬化患者输注 BCAA |
| *术前 1 天* |
| 正常进食直至晚上 12 点 |
| 不服用麻醉诱导药物 |
| 不需要术前肠道准备 |
| *手术当天* |
| 进食含糖饮品直至术前 3 小时（总量为 1000 ~ 1500ml，包括术前 1 天） |
| 中部胸椎的硬膜外麻醉（局麻药物 + 低剂量阿片类药物） |
| 静脉应用短效麻醉药物 |
| 保温静脉液体和四肢的保温设备 |
| 避免过多静脉输液（每搏变异度 < 13%） |
| 无腹腔引流 |
| 术后立即去除鼻胃管 |
| 患者转移至复苏病房 |
| *POD1* |
| 随时重启经口饮水 |
| 转移患者至外科病房 |
| 晚餐时重启经口进食大米粥（流质饮食） |
| 每天至少使患者活动 3 次 |
| 持续性便携式硬膜外镇痛（局麻药物 + 低剂量阿片类药物） |
| 推荐应用 NSAID 药物镇痛（洛索洛芬钠 60 ~ 240mg/d） |
| 实验室检查 |
| *POD2* |
| 大米粥饮食（流质饮食） |
| 每天至少 4 次持续性活动 |
| 持续性便携式硬膜外镇痛（局麻药物 + 低剂量阿片类药物） |

续表

| 推荐应用 NSAID 药物镇痛（洛索洛芬钠 60 ～ 240mg/d） |
|---|
| **POD3** |
| 正常饮食（米饭） |
| 患者进水量至少 1000ml |
| 停止应用硬膜外镇痛和低剂量阿片类药物 |
| 推荐应用 NSAID 药物镇痛（洛索洛芬钠 60 ～ 240mg/d） |
| 拔除导尿管 |
| 持续性活动 |
| 实验室检查 |
| **POD4 ～ 6** |
| 正常饮食 |
| 停止静脉输液 |
| 持续性活动 |
| 推荐应用 NSAID 药物镇痛（洛索洛芬钠 60 ～ 240mg/d） |
| 实验室检查（1 次） |
| **POD7 ～ 14** |
| 核对出院标准 |
| 预约术后第 21 天或第 28 天的门诊 |
| **出院** |

注：BCAA，支链氨基酸；NSAID，非甾体抗炎药。

伴肝损伤的 HCC 患者的术前及术后体能训练导致体重减轻，这是由于脂肪量减少、胰岛素耐受性改善，但是对于骨骼肌量没有任何影响。加强术前和术后体能训练可能会更好地维持术后体力，早日恢复日常生活活动。在开始运动治疗之前，患者需借助于逐渐增加功率（5.0W/min、7.5W/min 和 10 W/min）的踏车完成心肺运动试验测试。12 导联心电图持续监测静息期、运动过程中及恢复期的 ST 段偏移、心律失常和心率。同时在静息期、运动过程中及恢复期内每隔 2 分钟测量血压。单位时间内的耗氧量峰值通过对呼出气体的呼吸分析获得。峰值 $VO_2$ 被定义为受试者不能继续以 60rpm 的速度进行踏车时期内耗氧量的最高平均值。无氧阈（anaerobic threshold，AT），代谢性酸中毒的开始，被定义为二氧化碳产生和 $VO_2$ 之间的转折点[28] 或氧气通气当量和呼气末氧分压曲线分别在再次增加之前达到各自最低值的点[29]。因此，AT 设定在最大脂肪氧化分解时[30]（图 11.1）。呼吸代偿点设定为二氧化碳通气当量在系统性增加之前的最低点及呼吸末二氧化碳分压达到最大值并开始下降的点[31]。当患者由于疲劳、疼痛、头痛不能以高于 40rpm 的速度踏车并维持 30 秒以上时，即便在鼓励状态下，心肺运动试验也需停止。

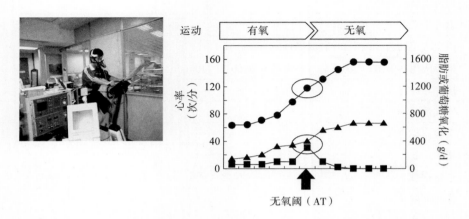

图 11.1　心肺运动试验。无氧阈（AT）设定为二氧化碳产生和 $VO_2$ 之间的转折点，或者氧气通气当量和呼气末氧分压曲线分别在再次增加之前达到各自最低值的点。因此，AT 为最大脂肪氧化分解时。● – 心率；▲ – 葡萄糖氧化；■ – 脂肪氧化

每个训练方案都是个体化的。训练尽可能在确诊后立即启动，一直持续至术前 1 个月，术后 1 周重启该训练方案，持续 6 个月。该训练方案由每周 3 次、每次 60 分钟的训练项目组成，每次 60 分钟的训练项目包括 5 分钟的牵伸训练、基于每名患者无氧阈强度的 30 分钟步行训练、20 分钟针对性牵伸训练和 5 分钟缓和牵伸训练。术后，医师和治疗师每月调整患者的训练频率及训练量 1 次或 2 次。建议患者坚持训练至术后 6 个月[32]。得出本随机对照试验结论后，患 HCC 的肝硬化患者也应进行围术期运动治疗，同时应用支链氨基酸（branched chain amino acids，BCAA）（图 11.2）。

患者糖类饮品最大摄入量为 1000 ~ 1500ml（OS-1®；碳水化合物 2.5g/100ml，葡萄糖 1.8g/100ml），术前 1 天开始，止于术前 3 小时。

对照组患者没有公认的出院标准，而 ERAS 组有出院标准：①血清胆红素正常或降低，人血白蛋白正常或升高；②仅用口服药即可很好地缓解疼痛；③可进食固体食物；④无静脉输液；⑤可独立转移或恢复至术前水平；⑥愿意回归家庭。

统计学分析，连续变量为中位数和第 1 个及第 3 个四分位数。组间差异比较根据情况采用卡方检验或 Wilcoxon 秩和检验进行分析。组间围术期白蛋白、胆碱酯酶和 C 反应蛋白差异采用两因素方差分析。$P < 0.05$ 表示差异有统计学

意义。采用 Kaplan-Meier 寿命表法计算超过特定住院时间的概率，差异估计采用常用的对数秩检验。所有统计分析均采用 SPSS11.0 统计学软件（SPSS Inc.，Chicago，IL，USA）进行数据分析处理。

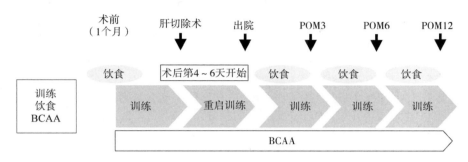

图 11.2　本随机对照试验肝切除术后 HCC 患者采用的围术期运动治疗。POM（postoperative month），术后第 * 月；BCAA– 支链氨基酸

## 11.3　ERAS 组和对照组结果比较

ERAS 组和对照组之间的差异见表 11.2。术前 1 个月联合 BCAA 应用的运动疗法及术后第 4 ~ 6 天重启联合 BCAA 应用的运动疗法对于肝硬化患者效果是有限的。因此，术前和术后 ERAS 组患者达到以上这一标准的百分率分别为 41% 和 46%。ERAS 组中 87% 以上的患者在术前一晚 12 点之前仍正常经口进食营养补剂，并未进行术前肠道准备，进食糖类饮品直至术前 3 小时。反之，对照组患者在晚餐后开始禁食，在术前一晚 12 点之后限制液体摄入。ERAS 组患者停止液体摄入的时程为（3.7±1.4）小时，而对照组为（11.3±1.4）小时（$P$ < 0.01）。ERAS 组患者摄取的糖类饮品的平均量为（1068±191）ml。

手术进行期间，ERAS 组 60% 的患者未进行腹腔引流。ERAS 组 144 名患者中的 137 名患者在术后立即拔除了鼻胃管减压，其余 7 名患者由于麻醉后苏醒时间较长于术后第 2 天拔除了鼻胃管减压。

ERAS 组患者术后拔除鼻胃管的时间为（0.3±0.1）天，对照组为（1.1±1.6）天（$P$ < 0.01）。ERAS 组患者术中经鼻胃管的平均引流量为（5.5±22.5）ml，对照组为（20.3±44.7）ml。ERAS 组中，做到晚餐时开始经口流质饮食及每天至少活动 3 次的患者分别为 98 名（68%）和 118 名（82%）。对照组中，拔除导尿管和停止静脉输液的平均时间点分别为 POD5 和 POD6。然而，在 POD3，ERAS 组中 90% 的患者拔除导尿管，67% 的患者停止静脉输液。

**表 11.2　ERAS 组和对照组之间的差异**

| ERAS 组<br>*n*=144<br>2012.2 ~ 2013.12 | ERAS 结果（%） | 对照组<br>*n*=130<br>2008.1 ~ 2010.12 |
|---|---|---|
| **术前** | | |
| 肝硬化患者术前 1 个月内的运动治疗及支链氨基酸应用 | 41%（59/144） | ND |
| **术前 1 天** | | |
| 正常经口进食（清淡饮食）直至晚 12 点 | 87%（125/144） | 晚餐后禁食，晚 12 点后绝对禁水 |
| 无须术前肠道准备 | 93%　（134/144） | 柠檬酸镁、番泻叶苷 |
| **手术当天** | | |
| 碳水化合物摄入直至术前 3 小时 | 98%　（141/144） | ND |
| 无腹腔引流 | 60%　（87/144） | 常规腹腔引流 |
| 术后立即拔除鼻胃管 | 95%　（137/144） | |
| **POD1** | | |
| 重新开始随意经口进水 | 95%　（137/144） | ND |
| 重新开始每餐经口进食大米粥 | 68%　（98/144） | ND |
| 患者每天至少活动 3 次 | 82%　（118/144） | ND |
| | | 在术后第 1 天或第 2 天拔除鼻胃管 |
| **POD2** | | |
| 流质饮食 | 86%（124/144） | 重新开始随意经口进水和每餐经口进流制饮食 |
| 每天至少 4 次持续性活动 | 93%（134/144） | ND |
| **POD3** | | |
| 正常饮食（米饭） | 87%（125/144） | 大米粥饮食 |
| 拔除导尿管 | 90%（130/144） | ND |
| 停止静脉输液 | 67%（97/144） | ND |
| 持续性活动 | 91%（131/144） | 患者每天至少活动 3 次 |
| **POD4 ~ 6** | | |
| 开始联合 BCAA 应用运动治疗 | 46%（66/144） | ND |
| | | 拔除导尿管 |
| | | 停止静脉输液 |
| | | 每天至少 4 次持续性活动 |

注：ERAS，加速外科康复；BCAA，支链氨基酸；POD，术后第 * 天。

　　表 11.3 汇总了 ERAS 组和对照组中接受了至少 2 个肝段切除术的 HCC 患者的术前一般信息。两组患者的性别、年龄、肝炎病毒感染状态、术前肝功能（ICG 滞留率、人血白蛋白、总胆红素、谷丙转氨酶浓度、血小板计数）及 C 反应蛋白、甲胎蛋白、维生素 K 缺乏 / 拮抗 - Ⅱ诱导蛋白无统计学差异。

**表 11.3　ERAS 组和对照组中接受了至少 2 个肝段切除术的 HCC 患者的术前一般信息**

| | ERAS（n=47） | 对照组（n=24） | P 值 |
|---|---|---|---|
| 性别（男 / 女） | 37/10 | 22/2 | 0.1686 |
| 年龄（岁） | 71（60 ～ 81） | 69（61 ～ 77） | 0.304 |
| 肝炎（HBV/HCV/NBC） | 12/13/22 | 8/9/7 | 0.3587 |
| ICGR15（15%） | 10.3（3.5 ～ 24.1） | 10.0（5.0 ～ 18.5） | 0.964 |
| 人血白蛋白（g/dl） | 3.8（3.0 ～ 4.4） | 3.8（3.0 ～ 4.1） | 0.417 |
| 总胆红素（mg/dl） | 0.70（0.40 ～ 1.30） | 0.70（0.50 ～ 0.87） | 0.736 |
| AST（U/L） | 36（19 ～ 71） | 47（21 ～ 78） | 0.351 |
| 血小板计数（×10⁴/ml） | 18.1（10.4 ～ 26.4） | 18.4（12.1 ～ 25.8） | 0.500 |
| CRP（mg/dl） | 0.19（0.04 ～ 3.38） | 0.29（0.04 ～ 2.63） | 0.697 |
| AFP（ng/dl） | 34（2 ～ 11093） | 41（5 ～ 8248） | 0.251 |
| PIVKA-II（mAU/ml） | 1255（17 ～ 70167） | 1264（25 ～ 69282） | 0.855 |

　　注：表中数据为中位数（10 ～ 90 分位数）或百分比（%）。

　　ERAS，加速外科康复；HBV，乙型肝炎病毒；HCV，丙型肝炎病毒；NBC，未感染乙型肝炎病毒和丙型肝炎病毒；ICGR15，15 分钟后吲哚菁绿的滞留率；AST，谷草转氨酶；CRP，C 反应蛋白；AFP，甲胎蛋白；PIVKA- Ⅱ，维生素 K 缺乏 / 拮抗Ⅱ诱导蛋白。

　　如表 11.4 所示，ERAS 组和对照组患者的解剖型切除术式、失血量、输血量、术后并发症发生率及院内死亡率无统计学差异。然而，对照组患者术后重症并发症（基于 Clavien-Dindo 分级）的发生率高于 ERAS 组。ERAS 组患者的手术时间、术后住院时间、术中总输血量少于对照组。ERAS 组患者术后住院时间的中位数为 13.0 天，对照组为 16.5 天。

**表 11.4　ERAS 组和对照组中接受了至少 2 个肝段切除术的 HCC 患者的术中和术后相关数据**

| | ERAS 组（n=47） | 对照组（n=24） | P 值 |
|---|---|---|---|
| 行至少 2 个肝段切除术者 | 28/19 | 16/8 | 0.5604 |
| 术中失血量（ml） | 1096（271 ～ 3164） | 1366（560 ～ 3959） | 0.464 |
| 手术时间（分） | 394（285 ～ 548） | 506（289 ～ 616） | 0.023 |
| 输血（±） | 15/32 | 10/14 | 0.4158 |

续表

| | ERAS 组（n=47） | 对照组（n=24） | P 值 |
|---|---|---|---|
| 术中输血量（ml） | 6500（3712～10580） | 8025（4375～12612） | 0.031 |
| 肿瘤大小（cm） | 6.5（3.4～12.4） | 8.3（3.7～14.7） | 0.381 |
| 肿瘤数量（单发/多发） | 36/11 | 18/6 | 0.8815 |
| 相关肝病（无/肝炎/肝硬化） | 4/31/12 | 4/12/8 | 0.3773 |
| 肿瘤分期（Ⅱ/Ⅲ/Ⅳ） | 11/25/11 | 9/13/2 | 0.2129 |
| 发病率（+） | 9 | 5 | 0.866 |
| SSI | 1 | 1 | |
| 腹腔脓肿和（或）胆漏 | 2 | 1 | |
| 难治性腹水和（或）胸腔积液 | 6 | 3 | |
| Clavien-Dindo 分级（Ⅱ/Ⅲ a/Ⅲ b/Ⅳ a/Ⅳ b 级） | 0/9/0/0/0 | 0/3/0/2/0 | |
| 死亡数（+） | 0 | 0 | |
| 留置腹腔引流管（±） | 23/24 | 19/5 | 0.0142 |
| 术中无腹腔引流管患者行腹腔穿刺术者（±） | 8/16 | 0/5 | 0.129 |
| 术后住院天数（天） | 13.0（10.0～33.8） | 16.5（13.0～63.6） | 0.004 |

注：表中数据为中位数（10～90分位数）或百分比（%）。

ERAS，加速外科康复，SSI，手术部位感染。

　　ERAS 组患者住院天数超过设定时间点的概率低于对照组（图 11.3）。对照组中，2 名患者发生了Ⅳ a 级术后并发症，分别于术后第 111 天和第 147 天出院。术后住院 111 天的患者是丙型肝炎相关的 HCC 患者，接受了右肝切除术，术后由于难治性腹水、胸腔积液、吸入性肺炎在院治疗。该患者术前人血白蛋白为 3.2g/dl，术后即刻的人血白蛋白为 2.0～2.5mg/dl。对该患者给予补充 BCAA，于术后 3 个月人血白蛋白恢复至术前水平。术后住院 147 天的患者于术中放置了腹腔引流管，于术后第 2 天胆汁泄漏进入引流管。尽管术中采用盐水进行了胆汁泄漏测试，胆漏的主要部位仍未被检测到。这名患者为了治疗术后非常难以治疗的胆漏住院 147 天。

　　虽然 ERAS 组中留置腹腔引流管的患者人数明显减少，但是未留置腹腔引流管患者的腹腔穿刺的频率明显增加。5 名患者由于难治性腹水行腹腔穿刺，1 名患者由于难治性腹液积液和胸腔积液行穿刺，2 名患者由于腹内脓肿行腹腔穿刺。

　　两组患者的肿瘤大小、每名患者的肿瘤数量、相关肝病及 TNM 分期无统计学差异（表 11.4）。

　　ERAS 组术后第 2 天进食者的百分比高于对照组（图 11.4）。虽然两组患者术后首次排便的时间无统计学差异，但 ERAS 组患者表现出平稳步行能力的时间显著早于对照组（图 11.5）。

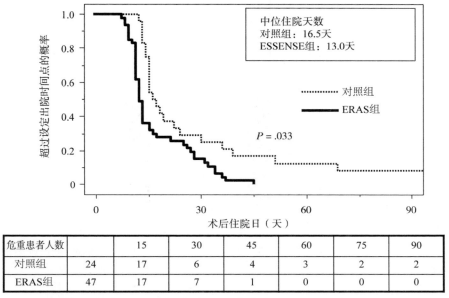

| 危重患者人数 | | 15 | 30 | 45 | 60 | 75 | 90 |
|---|---|---|---|---|---|---|---|
| 对照组 | 24 | 17 | 6 | 4 | 3 | 2 | 2 |
| ERAS组 | 47 | 17 | 7 | 1 | 0 | 0 | 0 |

**图 11.3**　对照组（虚线）和 ERAS 组（实线）肝切除术后的 HCC 患者的术后住院天数超过时间点的概率。两组患者住院天数超过设定时间点的概率有显著统计学差异（$P$=0.033）。超过设定出院日的危重患者人数如表格所示

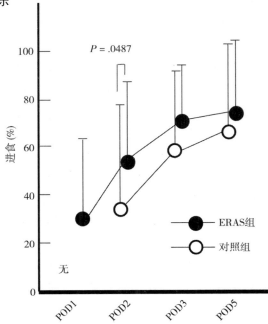

**图 11.4**　对照组（○）和 ERAS 组（●）肝切除术后的 HCC 患者术后进食的时间。术后第 2 天，ERAS 组中进食者所占的比例显著高于对照组（$P$=0.049）

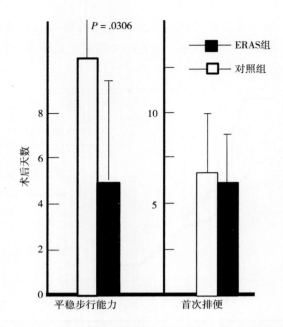

图 11.5　对照组（□）和 ERAS 组（■）肝切除术后的 HCC 患者平稳步行的时间及第一次排便的时间。ERAS 组患者表现出平稳步行能力的时间显著早于对照组（*P*=0.031）

　　ERAS 组患者术后人血白蛋白和胆碱酯酶明显高于对照组（图 11.6）。ERAS 组患者 C 反应蛋白浓度低于对照组，但无统计学差异。

## 11.4　ERAS 在日本 HCC 患者肝切除术后的临床应用

　　ERAS 的应用对于患慢性肝病的 HCC 患者的肝切除术的安全性并无有害影响。本研究表明：应用于 HCC 患者至少 2 个肝段切除术后的一项基于循证医学证据的多模式加速康复策略可促进患者的术后康复，进而明显缩短住院天数。虽然两组患者的总体术后康复并无显著差异，但是扩大性肝切除术后患者的术后康复存在显著统计学差异，表明 ERAS 的有效性是有限的。

　　与"禁食"相比，术后早期肠内营养可改善临床预后[33]。在本研究中，ERAS 组患者于手术当天即可进食含糖饮品及普通食物。早期恢复正常饮食联合加速康复策略的其他管理措施的目的是减少术后消化不良的发生，甚至可增加食欲。限制围术期静脉输液有助于减少消化不良的发生[34]。ERAS 组患者术中输血量明显低于对照组。肝脏手术中，限制液体量可能很重要。本研究中，ERAS 组术后进食患者所占比例显著高于对照组。

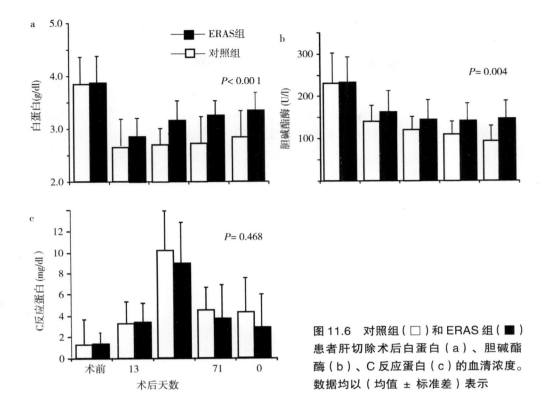

图 11.6 对照组（□）和 ERAS 组（■）患者肝切除术后白蛋白（a）、胆碱酯酶（b）、C 反应蛋白（c）的血清浓度。数据均以（均值 ± 标准差）表示

　　鼓励早期术后活动对于手术患者的治疗尤为重要[35]。本研究中，接受至少 2 个肝段切除术的 HCC 患者在手术结束当天均未活动。早期术后活动需要充分的疼痛控制及护士的大量努力。ERAS 组患者能够正常活动的术后时间点的中位数为 5.5 天；总住院日的中位数为 13.0 天；对照组总住院日中位数为 16.5 天。对照组中，有 2 名患者发生了基于 Clavien-Dindo 分级的Ⅳ a 级并发症，分别于术后第 111 天和第 147 天出院。除外这 2 名患者，两组患者的总住院日有显著统计学差异（P=0.052）。未给予 ERAS 策略与这 2 名患者的术后并发症是否有关尚不清楚，其中一名患者的术后并发症为难治性腹水，另一名患者的术后并发症为胆漏。虽然发生难治性腹水的患者在围术期并未给予 BCAA，但是术后 2 个月的 BCAA 应用使得患者人血白蛋白浓度恢复至术前水平，腹水也随之减少。相反，于围术期均给予 BCAA 的 ERAS 组患者在开始运动疗法后均未发生难治性腹水。

　　我们尝试应用术中 ICG 荧光胆管造影术评估 ERAS 启动后腹腔引流管的留置。肝切除术后留置腹腔引流管是用于观察术后出血、降低难治性腹水导致的腹内压增高、发现术后胆漏、观察术后胆汁排泄情况。我们发现术中 ICG 荧光胆管造影术能发现标准胆漏测试所不能发现的不完全闭合的胆管残端[36]。此后，我们评估了术中 ICG 荧光胆管造影术在其他患者中的有效性。观察对象为 132 名未行胆管重建的肝切除术患者。132 名患者在 ICG 荧光胆管造影术结束后随之行借助 ICG 染料的泄漏测试。其中有 7 名患者（5%）发生了术后胆漏，持续时间的中位数为 6 周；37 名 A 型荧光模型（无荧光型：肝脏的切面均未发现荧光，即手术切缘无胆管）的患者均未发生术后胆漏；51 名 B 型荧光模型（完整胆管型：荧光显示手术切缘有 1 个或多个完整胆管）的患者中仅有 1 名患者发生了术后胆漏，发生率为 2%；31 名 C 型荧光模型（受损胆管型：染料从手术切缘的 1 个或多个胆管残端漏出）的患者中仅有 2 名患者发生了术后胆漏，发生率为 6%；13 名 D 型荧光模型（不确定型：染料从手术切缘的某个不确定位置漏出）的患者中仅有 4 名患者发生了术后胆漏，发生率为 31%。我们证实 ICG 荧光胆管造影术对于预防肝切除术后的胆漏可能是有用的，但是 D 型荧光模型的患者应该在数周内严密观察胆漏情况 [37]。

虽然 ERAS 组中的 2 名患者由于少量胆漏出现了腹腔内脓肿，但是在术后 2 周内均给予了抗生素治疗。

日本具有覆盖总体医疗费用 70% ～ 90% 的全面性公共医疗保险系统，患者个人无须花费太多的住院费用。因此，日本患者并不优先考虑尽早出院，一些患者不愿意接受缩短住院天数。2011 年，987 家医院接受 1 个肝段以上的切除术的 7732 名患者的短期结果已被报道，且已被日本国家临床数据库确认 [38]，HCC 患者术后住院天数的平均值和中位数分别为 23.7 天和 16.0 天。

本研究中几乎所有的患者都有肝功能不全，比如慢性肝炎或肝硬化。以往我们指出：在术后 6 个月，运动训练可显著降低肝切除术后 HCC 和肝损伤患者的体重、脂肪量和胰岛素抵抗 [32]。强化围术期和术后训练可促进术后体力的维持及日常生活的早日恢复。本研究中，肝功能不全患者在术前 1 个月内进行 BCAA 治疗和训练的联合应用，在术后第 4 ～ 6 天重启 BCAA 与训练的联合治疗。在接受 2 个肝段以上切除术的患者中，ERAS 组（n=47）和对照组（n=24）中分别有 22 名患者（47%）和 10 名患者（42%）启用了运动疗法，并接受了 BCAA 应用。由于 ERAS 组患者禁食时间较短，增加术后进食量及加强围术期运动训练与 BCAA 治疗的联合应用，使得术后早期的人血白蛋白和胆碱酯酶浓度升高，人血白蛋白及胆碱酯酶均是反映营养状态的指标。

ERAS 策略是否降低肝脏术后的并发症发病率尚不清楚。英国学者 [8] 和中国学者 [9] 所发表的随机试验文献表明，ERAS 组患者术后并发症发生率降低，但其他研究发现两组患者术后并发症发生率并无显著差异。本研究中，两组患者术前和术后的并发症总发生率相似。然而，重型并发症（Clavien-Dindo 分级为 IV

级）少见于 ERAS 组患者。

　　许多医疗中心采用预防性引流管检测早期并发症，比如术后出血和胆漏；排出腹腔内液体，预防腹腔脓肿形成。然而，肝切除术后的腹腔引流可能并不能减少术后需要再次干预措施的并发症的发生率[39-41]。数项研究指出有引流管患者的感染性积液的发生率高于无引流管者[39, 42, 43]，表明引流管提供了一个上行性感染的途径，可能并不利于临床预后。在加速康复背景下，引流管的另一个弊端为它们显著妨碍术后早期活动。本研究中，虽然 ERAS 组中无术中引流管的患者人数明显多于对照组，但是 ERAS 组患者行腹腔穿刺的频率显著高于对照组，多是由于难治性腹水行腹腔穿刺术。这些患者可通过留置腹腔引流管避免行腹腔穿刺。对照组中有 1 名患者为了治疗术后胆漏住院日达 147 天。腹腔引流管内置可预防术后并发胆漏。作为 ERAS 项目的一部分，在 HCC 肝功能障碍患者的术中未预防性留置腹腔引流管，似乎相对不利（图 11.7）。

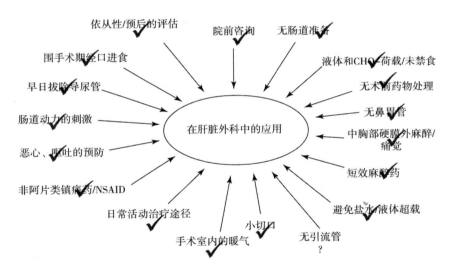

**图 11.7　肝脏外科 ERAS。肝功能不全的 HCC 患者术中未预防性放置腹腔引流管的后果尚不清楚，术中未预防性放置腹腔引流管是 ERAS 方案的一部分**

## 11.5　结论

　　一种多模式的加速外科康复方案对于 HCC 扩大性肝切除术后的慢性肝脏疾病患者是可行的、有效的。术后第 2 天患者即可饮水、进食，多数患者术后第 6 天即可活动。仍需一系列相关研究证实 ERAS 方案在患者康复过程中的有效性，确定是否包含 ERAS 方案的其他组成部分。

# 参考文献

1. Adamina M, Kehlet H, Tomlinson GA, et al. Enhanced recovery pathways optimize health outcomes and resource utilization: a meta-analysis of randomized controlled trials in colorectal surgery. Surgery. 2011;149:830–40.

2. Lassen K, Soop M, Nygren J, et al. Consensus review of optimal perioperative care in colorectal surgery: Enhanced Recovery After Surgery (ERAS) Group recommendations. Arch Surg. 2009;144:961–9.

3. Leibman BD, Dillioglugil O, Abbas F, et al. Impact of a clinical pathway for radical retropublic prostatectomy. Urology. 1998;52:94–9.

4. Niino T, Hata M, Sezai A, et al. Optimal clinical pathway for the patient with type B acute aortic dissection. Circ J. 2009;73:264–8.

5. Spanjersberg WR, Reurings J, Keus F, et al. Fast track surgery versus conventional recovery strategies for colorectal surgery. Cochrane Database Syst Rev. 2011;2:CD007635. https://doi.org/10.1002/14651858.CD007635.pub2.

6. Hall TC, Dennison AR, Biku DK, et al. Enhanced recovery programmes in hepatobiliary and pancreatic surgery: a systematic review. Ann R Coll Surg Engl. 2012;94:318–26.

7. Page AJ, Ejaz A, Spolverato G, et al. Enhanced recovery after surgery protocols for open hepatectomy: physiology, immunomodulation, and implementation. J Gastrointest Surg. 2015;19:387–99.

8. Jones C, Kelliher L, Dickinson M, et al. Randomized clinical trial on enhanced recovery versus standard care following open liver resection. Br J Surg. 2013;100:1015–24.

9. Ni CY, Yang Y, Chang YQ, et al. Fast-track surgery improves postoperative recovery in patients undergoing partial hepatectomy for primary liver cancer: a prospective randomized controlled trial. Eur J Surg Oncol. 2013;39:542–7.

10. Bosch X, Ribes J, Borras J. Epidemiology of primary liver cancer. Semin Liver Dis. 1999;19:271–85.

11. Taylor-Robinson SD, Foster GR, Arora S, et al. Increase in primary liver cancer in the UK 1979-94. Lancet. 1997;350:1142–3.

12. HB EI-S, Mason AC. Rising incidence of hepatocellular carcinoma in the United States. N Engl J Med. 1999;340:745–50.

13. Nanashima A, Nagayasu T. Development and clinical usefulness of the liver hanging maneuver in various anatomical hepatectomy procedures. Surg Today. 2016;46:398–404.

14. Fan ST, Lai EC, Lo CM, et al. Hospital mortality of major hepatectomy for hepatocellular carcinoma associated with cirrhosis. Arch Surg. 1995;130:198–203.

15. Nadig DE, Wada TP, Fairchild RB, et al. Major hepatic resection. Arch Surg. 1997;132:115–9.

16. Yeh CN, Chen MF, Lee WC, et al. Prognostic factors of hepatic resection for hepatocellular carcinoma with cirrhosis: univariate and multivariate analysis. J Surg Oncol. 2002;81:195–202.

17. Benzoni E, Cojutti A, Lorenzin D, et al. Liver resective surgery: a multivariate analysis of postoperative outcome and complication. Langenbeck's Arch Surg. 2007;392:45–54.

18. Chiappa A, Zbar AP, Audisio RA, et al. Factors affecting survival and long-term outcome in the cirrhotic patient undergoing hepatic resection for hepatocellular carcinoma. Eur J Surg Oncol. 2000;26:387–92.

19. Farges O, Malassagne B, Flejou JF, et al. Risk of major liver resection in patients with underlying chronic liver disease: a reappraisal. Ann Surg. 1999;229:210–5.

20. Yamanaka N, Takata M, Tanaka T, et al. Evolution of and obstacles in surgical treatment for hepatocellular carcinoma over the last 25 years: differences over four treatment eras. J Gastroenterol. 2000;35:613–21.

21. Makuuchi M. Remodeling the surgical approach to hepatocellular carcinoma. Hepato-Gastroenterology. 2002;49:36–40.

22. Taketomi A, Kitagawa D, Itoh S, et al. Trends in morbidity and mortality after hepatic

resection for hepatocellular carcinoma: an institute's experience with 625 patients. J Am Coll Surg. 2007;204:580–7.

23. Strasberg SM, Belghiti J, Clavn P-A. The Brisbane 2000 terminology of liver anatomy and resection. Terminology Committee of the International Hepato-Pancreato-Biliary Association. HPB. 2000;2:333–9.

24. Couinaud C, editor. Le Foie: Etudes Anatomiques et Chirurgicales. Paris: Masson; 1957.

25. Clavien PA, Barkun J, de Oliveira ML, et al. The Clavien-Dindo classification of surgical complications: five-year experience. Ann Surg. 2009;250:187–96.

26. Katayama H, Kurokawa Y, Nakamura K, et al. Extended Clavien-Dindo classification of surgical complications: Japan Clinical Oncology Group postoperative complications criteria. See comment in PubMed Commons below Surgery today Online First. 2015. https://doi.org/10.1007/s00595-015-1236-x.

27. Fearon KC, Ljungqvist O, Von Meyenfeldt M, et al. Enhanced recovery after surgery: a consensus review of clinical care for patients undergoing colonic resection. Clin Nutr. 2005;24:466–77.

28. Beaver WL, Wasserman K, Whipp BJ. Bicarbonate buffering of lactic acid generated during exercise. J Appl Physiol. 1986;60:472–8.

29. Whipp BJ, Wasserman K. Oxygen uptake kinetics for various intensities of constant-load work. J Appl Physiol. 1972;33:351–6.

30. Wasserman K, Hansen JE, Sue DY. Principles of exercise testing and interpretation. In: Wasserman K, Hansen JE, Sue DY, Whipp BJ, editors. Measurement of the physiological response to exercise. Philadelphia: Lea and Febiger; 1987. p. 27–46.

31. Snowden CP, Prentis JM, Anderson HL, et al. Submaximal cardiopulmonary exercise testing predicts complications and hospital length of stay in patients undergoing major elective surgery. Ann Surg. 2010;251:535–41.

32. Kaibori M, Ishizaki M, Matsui K, et al. Perioperative exercise for chronic liver injury patients with hepatocellular carcinoma undergoing hepatectomy. Am J Surg. 2013;206:202–9.

33. Lewis SJ, Egger M, Sylvester PA, et al. Early enteral feeding versus 'nil by mouth' after gastrointestinal surgery: systematic review and meta-analysis of controlled trials. BMJ. 2001;323:773–6.

34. Lobo DN, Bostock KA, Neal KR, et al. Effect of salt and water balance on recovery of gastrointestinal function after elective colonic resection: a randomised controlled trial. Lancet. 2002;359:1812–8.

35. Kehlet H, Wilmpore DW. Multimodal strategies to improve surgical outcome. Am J Surg. 2002;183:630–41.

36. Kaibori M, Ishizaki M, Matsui K, et al. Intraoperative indocyanine green fluorescent imaging for prevention of bile leakage after hepatic resection. Surgery. 2011;150:91–8.

37. Kaibori M, Matsui K, Ishizaki M, et al. In: Kusano M, Kokudo N, Toi M, Kaibori M, editors. ICG fluorescence imaging and navigation surgery. Tokyo: Springer; 2015. p. 381–388. Chap. 35.

38. Kenjo A, Miyata H, Gotoh M, et al. Risk stratification of 7,732 hepatectomy cases in 2011 from the national clinical database for Japan. J Am Coll Surg. 2014;218:412–22.

39. Fong Y, Brennan MF, Brown K, et al. Drainage is unnecessary after elective liver resection. Am J Surg. 1996;171:158–62.

40. Petrowsky H, Demartines N, Rousson V, et al. Evidence-based value of prophylactic drainage in gastrointestinal surgery: a systematic review and meta-analyses. Ann Surg. 2004;240:1074–84.

41. Belghiti J, Kabbej M, Sauvanet A, et al. Drainage after elective hepatic resection. A randomized trial. Ann Surg. 1993;218:748–53.

42. Burt BM, Brown K, Jarnajin W, et al. An audit of results of a no-drainage practice policy after hepatectomy. Am J Surg. 2002;184:441–5.

43. Liu CL, Fan ST, Lo CM, et al. Abdominal drainage after hepatic resection is contraindicated in patients with chronic liver diseases. Ann Surg. 2004;239:194–201.

# 儿童外科疾病手术后的加速外科康复

Akira Toki

**摘要** 儿童加速外科康复方案的目的是减少手术的侵入性、预防并发症的发生、促进术后的恢复，以及心理、生理的健康发展。对于儿童来说，ERAS 方案中最重要的因素是避免长时间禁食、非常规地使用插管及导管、尽早经口喂养和活动。我们详细描述了这些重要因素。

（1）避免长时间禁食：一般禁食时间的标准是流质食物 2 小时，母乳 4 小时，非母乳、牛奶及固体食物 6 小时，肉类 / 油炸食物或高脂肪食物 8 小时。然而，日本的指南并没有明确规定禁食时间。

（2）插管及导管的非常规使用：研究发现，与大容量腹腔灌洗治疗相比，穿孔性阑尾炎术后未引流的患者术后恢复较快。原因是没有导管的插入和腹腔内细菌数量的减少，加快了伤口愈合，从而控制了细菌的繁殖。

（3）较早的经口营养及活动：婴幼儿术后的管理已由原来的静脉输入营养改为早期的经口营养。我们认为膳食纤维是重要的营养物质。

**关键词** 加速外科康复；儿童

A. Toki
日本东京昭和大学医学院小儿外科
e-mail: atoki@med.showa-u.ac.jp

## 12.1　儿童加速外科康复的方案

本方案的目的集中在三个方面：①减少侵入性操作（反应）；②预防手术并发症；③促进术后的恢复，从而达到缩短住院时间，早日重返社会的目的。另外，从社会的角度来看，本方案的目的在于确保患者安全的同时降低医疗费用。以上这三个方面对成人和儿童都很重要，但是对处于不断成长和发育阶段的儿童来说，长时间的住院对于儿童的生理和心理都是一种不利的影响因素。不难预测，这对他们未来的发展有很大的影响。因此，避免这种不利情况的发生也是本方案的目的之一。

## 12.2　影响加速外科康复的一般因素和影响儿童的必须因素

成年人 ERAS 中一般影响因素如下表 12.1 所示[1]。但是小儿外科疾病的 ERAS 方案还没有建立。其中的一个原因是临床情况因各种不同的疾病而异，必须根据年龄和生长发育的情况做出相应的处理。因此，目前的实际情况是从围术期到术后还没有建立一个统一策略。其中儿童特别需要注意的方面是：①避免长时间禁食；②插管及导管的非常规使用；③较早的经口营养和活动。

**表 12.1　对于围术期治疗，加速外科康复协会推荐的常见影响因素[1]**

| 围术期 | 术中 | 术后 |
| --- | --- | --- |
| 术前咨询 | 短效麻醉药 | 硬膜外麻醉 |
| 流质和碳水化合物负荷 | 硬膜外麻醉 | 鼻胃管的非常规使用 |
| 肠道的非常规准备 | 插管及导管的非常规使用 | 高危患者恶心、呕吐的预防 |
| 避免长时间禁食 | 维持正常血容量 | 维持正常血容量 |
| 抗生素和抗血栓药物的预防性应用 | 维持正常体温 | 尽早拔除导管和导尿管 |
| | | 早期经口营养和活动 |
| | | 阿片类药物镇痛 |
| | | 合理性和效果的审核 |

以下是对这三个方面的参考文献分析。

## 12.3　避免长时间禁食

手术前禁食数小时可能会给患者带来不必要的痛苦，比如会有口渴感和饥饿感，也可能会增加围术期并发症的风险，如脱水和低血糖。在过去的几年，建议短时间内的禁食是为了确保麻醉过程中的安全，因为麻醉的过程要严格遵守进食量和进食时间。美国和欧盟已经制定了关于外科手术术前的禁食指南[2-7]，日本也在 2012 年 7 月制定了术前禁食指南[8]。最近，在 ERAS 方案中有证据表明，术前摄入碳水化合物（carbohydrate，CHO）饮料可降低成年患者术后发生胰岛素抵抗的风险。通过考虑儿童的需求和参考术前饮食和禁食相关指南，得出以下结论。自 ASA 指南发布以来，一般的禁食时间标准是流质饮食 2 小时，母乳 4 小时，非母乳、牛奶和固体物质 6 小时，肉类、油炸或脂肪食物 8 小时。术前 2 小时饮用纯净水的安全性已经被许多随机对照试验研究证实，因为它可以明显降低口渴感和饥饿感发生的可能[9]。另一方面，关于母乳和非母乳的随机对照试验研究很少，并且被认为证据不足[2,9]。日本的指南[8]没有明确地规定禁食时间，因为相对于液体食物来说，固体食物研究的证据不足，而且固体食物的定义也不明确（表 12.2）。此外，ASA 指南的对象被限定为几乎没有误吸或反流风险的儿童。换句话说，在紧急手术（尤其是外伤）、胃肠道狭窄、梗阻、肥胖、糖尿病的情况下，很难保证呼吸道的通畅。

表 12.2　儿童术前禁食指南[8]

| | 流质饮食 | 母乳 | 婴儿配方奶粉 | 轻质饮食、非母乳 |
|---|---|---|---|---|
| ASA | 2h | 4h | 6h | 6h：不含油脂的轻质饮食 |
| | | | | 8h：油炸或含脂肪的饮食 |
| ESA | 2h | 4h | 6h | 6h：不含油脂的轻质饮食 |
| SSAI | 2h | 4h | 4h：< 6w | 6h：不含油脂的轻质饮食 |
| | | | 6h：> 6w | |
| AAGBI | 2h | 4h | 6h | 6h：不含油脂的轻质饮食 |
| CAS | 2h | 4h | 6h | 6h：不含油脂的轻质饮食 |
| | | | | 8h：油炸或含脂肪的轻质饮食 |
| ANZCA | 2h | 4h | 6h | 6h：不含油脂的轻质饮食 |
| JSA | 2h | 4h | 6h | |

## 12.4　非常规地使用插管及导管

在 ERAS 方案中，插管及导管被认为会阻碍患者下床，而且有相关政策推荐，"不要插入不必要的导管，导管插入后，应尽快拔除"。

在 53 例阑尾炎穿孔的病例中，其中 24 例在经过正常的腹腔灌洗液冲洗术后插入引流管作为引流组。另外 29 例作为非引流组在术后用大于 1000ml 的腹腔灌洗液冲洗至混浊液体变清亮且术后没有插入引流管。这两组在以下 6 个方面进行比较 [10]：①住院时间；②发热时间；③禁食期；并作为一种并发症；④浅表伤口的感染；⑤腹腔脓肿形成；⑥肠梗阻。

结果显示，非引流组住院时间、发热时间、禁食期明显缩短。而且，尽管没有观察到肠梗阻的情况，但非引流组发生浅表感染的情况和腹腔脓肿形成的情况比引流组少，且两组对比有显著差异（表 12.3）。

**表 12.3　临床数据的对比（非引流组和引流组）[10]**

| | 非引流组（n=29） | | 引流组（n=24） |
| --- | --- | --- | --- |
| 住院（天） | 10.1±4.2 | ＜ | 18.8±12.5 ** |
| 发热（天） | 2.8±2.0 | ＜ | 7.7±5.9 ** |
| 禁食（天） | 1.8±1.6 | ＜ | 3.5±3.0 * |
| 所有并发症 | 2（6.9%） | ＜ | 8（33.3%） # |
| 浅表伤口的感染 | 2（6.9%） | ＜ | 6（25.0%） |
| 腹腔脓肿形成 | 0 | ＜ | 2（8.3%） |
| 肠梗阻 | 0 | | 0 |

注： ** $P < 0.05$，未配对 $t$ 检验； * $P < 0.01$，未配对 $t$ 检验； # $P=0.015$，Fisher 检验。

综上所述，经大量腹腔灌洗液冲洗的非引流组术后恢复较快。原因是没有引流管的插入，腹腔内细菌数量的减少和伤口愈合的加快使细菌繁殖得到了控制 [10]。

## 12.5　较早的经口营养及活动

术后早期经口营养，可使肠黏膜萎缩程度最小化，并且术后感染的并发症可以通过正常肠道蠕动和肠道菌群来预防。事实上，这也被认为能够有效预防由合生素（益生菌＋益生元）管理导致的感染性并发症。据报道，术后早期经口营养可降低由于身体入侵反应引起的高代谢水平 [11]。

此外，据报道，婴幼儿早期经口营养可显著减少术后并发症的发生，但并没有降低死亡率和缩短 ICU 的住院时间 [12]。也有报道称，婴儿腹泻的发生频率应比成人监测得更仔细。而且，在低体重婴儿中推荐早期经口营养，但应注意坏死性小肠结肠炎发生率的升高 [13]。因此，在这一点上，没有充分的证据表明早期经口营养可使婴儿获得好处。

　　婴儿术后管理已由静脉营养改为早期经口营养，此时，我想谈一下膳食纤维，一种对于益生菌必不可少的物质。

　　早期经口营养经常使用要素饮食（elemental diet），副作用和全肠外营养（total parenteral nutrition，TPN）一样，可能会有胃肠道黏膜萎缩的问题[14]。残留的空肠型模型大鼠具有较短的肠道，我们使用肠道微绒毛的长度作为对比指标，分为要素饮食管理组和要素饮食＋水溶性膳食纤维（果胶）组。两组比较结果表明，在要素饮食管理组中，空肠和回肠的微绒毛的长度明显短于要素饮食＋水溶性膳食纤维（果胶）组。换句话说，单纯的基本要素饮食可导致黏膜萎缩的发生，但同时此种情况可以通过添加果胶来预防[14]。

　　膳食纤维对于胃肠道的影响是：①延长胃排空时间；②延长肠内蠕动时间；③增加排便次数和排便量；④已经引起注意的消化道平滑肌增厚[15]。这些情况的发生，被认为是由膳食纤维在结肠内发酵产生的短链脂肪酸引起的[16]，并且这种发酵需要肠道细菌参与。

　　婴儿的临床情况多种多样，而且很难统一解释营养管理问题。但膳食纤维可促进肠黏膜的生长，因此被认为是肠道有效适应的重要营养物质。

# 参考文献

1. Shinnick JK, Short HL, Heiss KF, et al. Enhancing recovery in pediatric surgery: a review of the literature. J Surg Res. 2016;202(1):165–76.
2. American Society of Anesthesiologists Committee. Practice guidelines for preoperative fasting and the use of pharmacologic agents to reduce the risk of pulmonary aspiration: application to healthy patients undergoing elective procedures: an updated report by the American Society of Anesthesiologists committee on standards and practice parameters. Anesthesiology. 2011;11:495–511.
3. Smith I, Kranke P, Murat I, et al. Perioperative fasting in adults and children: guidelines from the European Society of Anaesthesiology. Eur J Anaesthesiol. 2011;28:556–69.
4. Royal College of Nursing. Perioperative fasting in adults and children: an RCN guideline for the multidisciplinary team. London: Royal College of Nursing; 2005. p. 1–18.
5. S¢reide E, Eriksson LI, Hirlekar G, et al. Pre-operative fasting guidelines: an update. Acta Anaesthesiol Scand. 2005;49:1041–7.
6. Merchant R, Chartand D, Dain S, et al. Guidelines to the practice of anesthesia revised edition. Can J Anesth. 2012;59:63–102.
7. Woods DM, Macpherson R. Australian and New Zealand guidelines for preoperative fasting. Anaesth Intensive Care. 2007;35:622–3.
8. Guidelines from Japanese Society of Anesthesiologists. 2012. http://www.anesth.or.jp/guide/pdf/guideline-zetsuinshoku.pdf.
9. Brady M, Kinn S, Ness V, et al. Preoperative fasting for preventing perioperative complications in children. Cochrane Database Syst Rev. 2009;7:CDOO5285.
10. Toki A, Ogura K, Horimi T, et al. Peritoneal lavage versus drainage for perforated

appendicitis in children. Surg Today. 1995;25:207–10.

11. Mochizuki H, Trocki O, Dominioni L, et al. Mechanism of prevention of postburn hypermetabolism and catabolism by early enteral feeding. Ann Surg. 1984;200:297–310.

12. Brassoulis G, Filippou O, Hatzi E, et al. Early enteral administration of immunonutrition in critically ill children: result of a blinded randomized controlled clinical trial. Nutrition. 2005;21:799–807.

13. Kudsk KA, Croce MA, Fabian TC, et al. Enteral versus parenteral feeding: effects on septic morbidity after blunt and penetrating abdominal trauma. Ann Surg. 1992;215:503–11.

14. Toki A, Watanabe Y, Sasaki K, et al. The role of dietary fiber in chemically defined diets. Jpn J Pediatr Surg. 1999;31:678–83.

15. Brown RC, Kelleher J, Losowsky MS. The effect of pectin on the structure and function of the rat small intestine. Br J Nutr. 1979;42:357–65.

16. Sakata T, Yajima T. Influence of short chain fatty acids on the epithelial call division of digestive tract. Am J Exp Physiol. 1984;69:639–48.

# 心脏和血管术后的加速外科康复

Wataru Tatsuishi、Kiyoharu Nakano、Sayaka Kubota、Ryota Asano、Atsuhiko Sato 和 Go Kataoka

**摘要**　加速外科康复（ERAS）是欧洲临床营养与代谢学会于 2005 年推出的一项基于循证医学的加速术后康复项目。许多报道显示，这个项目不仅适用于普通外科，而且适用于心脏和血管外科。这种管理的目标是降低手术压力、尽早恢复进食、早期开始术后康复、缩短术后住院时间、降低医疗成本、减少围术期患者焦虑、激发患者康复意愿、确保安全性和取得令人满意的结果。虽然微创手术在日本不断发展，但这种管理方法还没有得到广泛应用，在许多机构中仍然使用传统的管理方法。在本章中，根据我们的经验和过去的报道，我们将心脏和血管外科手术的加速外科康复管理的许多要素分为术前、术中和术后三个阶段。

**关键词**　加速外科康复（ERAS）；心脏外科；血管外科；围术期管理；患者满意度

## 13.1　概述

2005 年，欧洲临床营养与代谢学会（European Society for Clinical Nutrition

---

W. Tatsuishi（✉）、K. Nakano、S. Kubota、R. Asano 、A. Sato 、G. Kataoka
日本东京女子医科大学心血管外科
e-mail: wataru0812_drt@ybb.ne.jp

and Metabolism，ESPEN）将加速外科康复（ERAS）方案报道为多中心分析[1]。它是一种基于循证医学的术后强化康复方案，可以加快术后恢复，从而改善患者预后。该程序的效果相较于传统方案会缩短术后住院时间、减少术后发病率、降低医疗成本。

起初，Cotton 报道了冠状动脉旁路移植术（coronary artery bypass graft，CABG）的"快速"围术期管理，实施该手术是为了加快术后恢复[2]。最近，这种快通道方法（ERAS）在世界范围内推广开来。许多报道显示了其在心脏和血管手术中的有效性[3-5]。此外，近年来报道了 ERAS 在于经导管主动脉瓣置入术（transcatheter aortic valve implantation，TAVI），一种治疗主动脉瓣狭窄的微创手术[6] 中的应用。

然而，日本许多心血管外科机构仍在使用传统的管理方法。因此，在日本，心脏手术中没有 ERAS 的报道，只有 2 篇关于其用于血管手术的报道[7, 8]。我们在 2008 年介绍了腹主动脉瘤（abdominal aortic aneurysm，AAA）开腹手术的 ERAS 管理，取得了良好的术后效果。我们还在心脏手术中使用了 ERAS 管理。在已有的经验上，我们在本章解释了心脏和血管手术的 ERAS 管理。

### 13.1.1　ERAS 的目标

（1）减少手术压力。

（2）及早恢复进食，及早开始术后康复，缩短术后住院时间。

（3）减少患者围术期焦虑，激发患者康复意愿。

（4）确保安全和满意的结果。

在我们的机构，ERAS 是在上述原则的基础上完成的。

手术治疗的成功不仅取决于手术的成功。全面的外科治疗包括术前检查、手术适应证判断、知情同意、手术、术后管理和术后说明。因此，围术期管理的各个方面都很重要。ERAS 是一个系统的方案，通过各种方法避免术后因手术侵入而产生的疲劳，从而避免患者的身体虚弱。因此，ERAS 代表了一种完整的外科治疗。

考虑到第 1 个目标（减轻手术压力），微创手术也可应用于其他疾病，且已被引入心血管外科，如无泵 CABG、微创心脏外科、血管内主动脉修复（支架移植）、TAVI 等。此外，迄今已开发了多种设备。减少手术的侵入性已引起人们的重视，并已被临床所接受。

然而，日本很少有心血管机构考虑上述第 2～4 的目标。可能是因为许多外科医师认为早期的康复管理有导致发病的风险，如血流动力学障碍和心律失常，因为心血管手术具有较高的侵入性。虽然在某些情况下没有实现早期动员，但在大多数情况下这是可能的，许多报道显示了早期恢复的良好结果，发病率下降或没有变化[3-5]。如果在手术成功的情况下，由于术后恢复的延迟，最终导致日常生活活动（activities of daily living，ADL）减少，也不会让患者满意。因此，我们推荐心血管术后采用 ERAS 管理。

　　在第二节（13.2）中的描述将基于我们 ERAS 心脏和血管外科的术前、术中和术后管理经验。虽然 ESPEN 在 ERAS 中提倡了许多围术期管理的要素[1]，但由于机构能力、每种疾病的管理和操作程序及患者的状态，有些要素并不总是被采纳和需要。此外，可能需要其他未提倡的因素。我们的机构根据情况适当地采用了这些要素（图 13.1）。

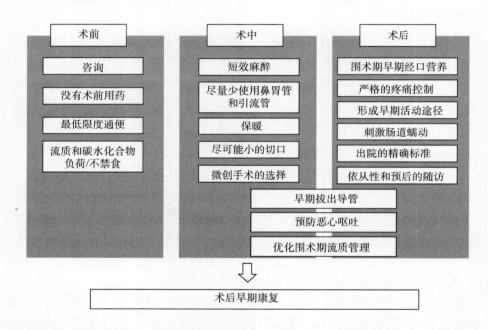

图 13.1　我院腹主动脉瘤开放手术的 ERAS 要素，分为术前、术中、术后三个时期

## 13.2　心血管手术的 ERAS

### 13.2.1　目标疾病

　　所有心脏和血管外科的疾病都需要进行 ERAS 管理。心血管外科包括心脏手术（瓣膜手术、搭桥手术等）和胸主动脉手术（因为胸主动脉手术需要体外循环）。心脏手术后，患者如果拔除导管更容易重新开始早期进食。其他因素包括高度手术侵入、需要儿茶酚胺和术后出血，因此，几乎所有的患者都需要重症监

护病房（intensive care unit，ICU）的管理。因此，ICU 早期出院的管理和康复启动对早期康复至关重要。

在血管外科中，ERAS 是最有效的开放（AAA）治疗方法。虽然开放手术不涉及胃肠道操作，但术后往往发生麻痹性肠梗阻，少数病例由于栓塞或血管痉挛而发生缺血性小肠结肠炎。然而，缺血几乎没有发生变化，可以从第 2 天早上重新开始进食。患者接受血管手术的另一个特点是全动脉疾病，如存在冠状动脉和脑动脉疾病共存的可能性。术前考虑手术程序和并发病对于避免术中和术后的发病十分重要。

### 13.2.2　术前管理

术前评估在心脏和血管外科手术中非常重要，因为安全、恰当的手术有助于术后康复。应检查其他器官问题、年龄、病史、ADL 和营养状况。术前多项检查中，增强 CT（computed tomography，CT）检查是最重要的。CT 可检查切口位置及长度、术中手术部位（钙化、动脉粥样硬化、血栓等）、解剖异常及其他器官异常。在此基础上，就可以决定手术策略和规避风险的方法。

术前应检查凝血因子水平，并使用抗凝剂和（或）抗血小板药物，以避免术后出血导致康复延迟。

对于其他病变，所有病例均不需要术前预用药。术前不进行药物治疗可以降低呼吸抑制的风险，有利于加快患者从麻醉中苏醒。

在心脏外科手术中，由于没有腹腔内的步骤且给药会导致脱水，因此不需要术前给药作为预处理。除严重心力衰竭患者外，手术前 2 小时继续进行 CHO 负荷及口服补液治疗。相反，在 AAA 开腹手术中，术前应最低限度地使用泻药，以确保良好的手术视野。此外，口服补水和 CHO 负荷，以解决由于泻药引起的脱水。这可以避免术中输液过多，导致肠道水肿和组织间隙容量过大 [9]。口服药物的另一个作用是诱导副交感神经支配。此外，直到手术前一晚，提供正常饮食，而不是低渣饮食。

术前清洗全身以保持皮肤清洁，防止术后感染。如果患者不能行走，就使用转移床。

ERAS 最重要的一个方面是患者在手术过程中有自我恢复的意愿。需要一份知情同意书（informed consent，IC），其中包含减少患者围术期焦虑和鼓励他们恢复意愿的声明。IC 不仅应包含手术程序的信息，还应包含术后检查计划、治疗结果、预测发病率、出院标准、术后预计住院天数等信息。最重要的是，还需要通过康复和饮食等方法鼓励患者早日康复。医护人员和患者家属都应充分了解

IC 的形式，包括患者的病情和治疗计划。此外，术前进行防止疼痛运动的宣教和诱导预康复也有助于患者放松 [10,11]。

### 13.2.3　术中管理

术中和术后的输液管理是必不可少的。过多或过少的输液都会引发一些问题 [12]。传统输液治疗的目的是避免急性肾脏疾病、心肌缺血和充血性心力衰竭等主要问题（图 13.2）。另一方面，ERAS 的管理方法有助于避免大大小小的各种问题，如术后恶心和呕吐（postoperative nausea and vomiting，PONV）及肠道水肿，因此需要更严格的输液管理。近年来，目标导向输液管理（goal-directed fluid management，GDFM）得到了广泛的应用。它使用收缩压指数、心脏指数、尿量作为血流动力学指标且已有报道 [13]。我们还使用气囊漂浮导管进行了严格的输液管理。此外，引起术中脱水，包括组织脱水的心脏疾病，患者还需要利尿剂管理。而且心血管手术侵犯程度大，导致低白蛋白血症和大量液体在第三空间流动。因此，很容易发生血流动力学不稳定，可能需要大量输液。仅通过术前口服补液来恢复低血容量状态是困难的。因此，在手术中给患者提供足够的输液是可取的，因为术后血流动力学不稳定对早期恢复有不利影响。

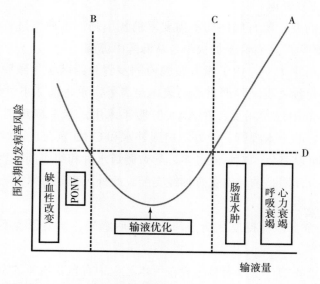

图 13.2　曲线 A 表示假设的风险线。虚线 B 表示"缺少输液"和"正常输液"的边界，虚线 C 表示"过多输液"和"正常输液"的边界。虚线 D 表示 ERAS 和常规治疗的划分（引自参考文献 [12]，并进行了重组）

　　此外，心血管手术在出血量上与其他部位的手术不同。为尽可能避免输血，可采用自体输血和术中血液回收自体输血。

　　早期拔管对早期开始进食有良好的效果。考虑到麻醉，瑞芬太尼（一种短效麻醉药）有助于术后早期拔管。虽然 Borracci 等报道，许多心脏手术患者可以在手术室常规拔管，但应考虑心脏手术中因出血导致再次手术的风险[14]。因此，在心脏手术中，我们还未在手术室内进行拔管。然而，在血管外科中，术后出血是非常罕见的；因此，所有患者均可在手术室内常规拔管。

　　在腹主动脉手术中，硬膜外麻醉控制疼痛有助于减轻患者的压力，促进患者早日康复。然而，AAA 或外周动脉疾病的患者常因冠状动脉疾病或脑血管疾病而使用抗血小板药物，因此，必须小心避免因穿刺出血。除硬膜外麻醉外，经腹平面阻滞在腹部手术中的应用已被报道[15]。因此，这可以被认为是一种控制疼痛的方法。

　　为维持术中体温，对手术室进行热灌注和加热。这些可降低手术侵袭引起的内分泌代谢失衡和交感反应。因此，可以减少出血、术后感染和心肺问题[16-18]。

　　为了预防 PONV 和 SIRS，麻醉诱导前使用地塞米松（4～10mg）是有益的。在手术结束时应用麻黄素 - 地塞米松[19]、甲氧氯普胺加地塞米松[20]、昂丹司琼（4mg）[21]，在手术开始时用氟哌利多（1.25mg）[22] 也被报道是有益的。

　　一般在心脏手术中不插入鼻胃管，而在 AAA 开腹手术中插入鼻胃管是为了术中引流空气和防止术后呕吐。

　　外科医师和护士的手术技术要可靠和有效。因此，我们已经程式化和简化了手术过程（通过组织器械的数量、分享手术细节等）。此外，当手术质量可以维持时，所有的手术都应考虑微创手术，以减轻患者的压力。

　　在 ERAS 治疗中预防感染也很重要。术前广泛消毒（2 次），在切开皮肤前30 分钟用生理盐水和抗生素大量清洗手术部位，彻底预防感染。从 2008 年以来，我们机构没有出现过纵隔炎的病例。

### 13.2.4　术后管理

#### 13.2.4.1　心脏手术

　　图 13.3 为瓣膜手术、CABG、胸主动脉手术的临床方案。术后在 ICU 进行处理。ICU 住院日为 CABG 手术 1 天，体外循环手术 2 天。几乎所有的患者都可以在 ICU 出院前停用儿茶酚胺治疗。输液处理（GDFM）与术中相同。

　　早期拔管是在确认无出血、呼吸良好、意识清醒后进行的。几乎所有心脏手术患者拔管时间均为 2 小时，拔管率小于 1%（心脏手术，0.3%；血管手术，

图13.3　瓣膜、冠状动脉旁路移植术（CABG）、胸主动脉手术的临床方案。V，瓣膜；C，CABG；T，胸主动脉；ICU，重症监护病房；BE，血液检查；X-P，X线检查；CT，电脑断层摄影；TTE，超声心动图；IC，知情同意书；CVII，持续静脉胰岛素输注；PPI，质子泵抑制剂；POD，术后第＊天

| 项目 | 类别 | 术前 | 手术日 | POD1 | POD2 | POD4 | POD5 | POD6 | POD7 |
|---|---|---|---|---|---|---|---|---|---|
| 休息级别 | V/T | 自由 | 床上休息 | 病房走动 | 在医院内自由走动（使用电梯） | | 自由走动（使用楼梯） | | |
| | C | | 床上休息 | 病房走动 | | 在医院内自由走动（使用电梯） | | 自由走动（使用楼梯） | |
| 干净 | V/C/T | | 床上浴 | | | 淋浴 | | | |
| 饮食 | V/C/T | 正常饮食 | 停止 | | | 正常饮食 | | | |
| 饮水 | V/C/T | 自由 | 停止 | | | 限量饮用（<1000~1200ml） | | | |
| 输液 | V/C/T | 无 | | 最低输液 | | | 无 | | |
| | | | 儿茶酚胺 | 抗生素 | | | | | |
| 药物 | V | 无 | 无 | | | 止泻剂、PPI、利尿剂、华法林、其他 | | 无 | |
| | C/T | | 无 | | | 止泻剂、PPI、其他 | | 无 | |
| 管理 | V/C/T | IC | CVII | 监控 | | 检查伤口 | 监控（需要时） | 检查伤口（需要时） | 按比例 |
| 血糖 | V/C/T | | | | | | | | |
| 场所 | V/T | 病房 | ICU | ICU | | 病房 | | | 病房 |
| | C | | ICU | | | 病房 | | | |
| 检查 | V | BE/X-P | BE/X-P/ECG | BE/X-P | BE/X-P | | BE/X-P | BE/X-P | BE/X-P/TTE |
| | C/T | | | | | | BE/CT | | BE/X-P |

0.01%）。此外，我们研究了拔管前的呼吸状态。充分的呼气末正压（positive end-expiratory pressure，PEEP）和吸气动作是打开所有肺泡并达到大于 500 的 $PaO_2/FiO_2$（P/F）比值的关键。

在 ERAS 中，尽早重新开始用餐是必不可少的。它能够维持肠黏膜和肠免疫，防止细菌转移和减少代谢反应（减少炎症）。

在心脏外科手术中，避免 PONV 的处理完成后，不需要担心早期重新开始进食。然而，对于瘫痪或高龄患者，必须采取治疗措施避免意外摄入。饮食通常是正常饮食；但是，如果患者想进食其他食物，或者发生意外摄入，饮食种类就需要改变。拔管后 2～3 小时允许患者喝水，术后第 2 天早上重新开始进食。

回到病房后，康复开始分阶段进行。目的是恢复术前 ADL 和运动能力。为了充分和稳定地康复，需要严格控制疼痛和心律失常。严格的疼痛控制包括术前的动作教学以避免疼痛和止痛剂的使用。为了达到足够的止痛效果，需要足够剂量的止痛剂。我们使用了对乙酰氨基酚 [（3～4）g/d]，然而，任何能够缓解疼痛的止痛药都是可以接受的。

房颤（atrial fbrillation，AF）是心脏手术后最复杂、最常见的心律失常之一。应尽量避免术后房颤，因为它会引发许多疾病并导致死亡率升高[23]。抗心律失常治疗包括盐酸哌西卡因水合物 [（75～150）mg/d] 和（或）醋酸氟西卡因 [（100～200）mg/d]。此外，肝素输注可使活化的部分凝血酶原时间达到正常值的 2 倍。盐酸维拉帕米（1～5γ）、盐酸地尔硫䓬（1～5γ）或洋地黄类药物用于心动过速（心率 > 100 次 / 分）。近年来，有报道称短期服用胺碘酮对阵发性房颤有效，且无不良反应[24]。

最近的 ERAS 管理涉及术后血糖控制。血糖控制不足会加剧手术部位感染和升高伤口适应的发生率。在 CABG 中，还报道了术后血糖浓度与术后房颤发生的关系[23,25]。胸外科医师协会指南也建议在围术期控制血糖[25]。血糖水平通常被报道为小于 180mg/dl。各种血糖控制方法已被报道。应选择可在 ICU 和病房使用的控制方法。

当患者返回病房时，取出气囊漂浮导管、膀胱导管和（或）中心静脉导管。周围静脉导管应尽可能取出。早期拔除导管可以预防感染并促进早期康复（许多导管的存在降低了患者移动的意愿）。此外，患者倾向于将导管或连接线（如监视器）的减少视为康复的迹象。因此，拔除导管能提高患者术后早期的运动强度，还消除了背部不张和吸入氧气的需要。

术后第 3 天或第 4 天开始淋浴，用水冲洗伤口。除了提升仪表清洁感和减少感染风险，还加强了患者的早期活动。

在 1999 年《手术部位感染预防指南》（*Guideline for the Prevention of Surgical Site Infection*）中 [26]，我院统一使用的预防性抗生素为头孢唑林钠水合物（2g×2）/d，直至术后第 2 天（肾功能较差患者减少用量）。

图 13.3 为瓣膜、CABG、胸主动脉手术的出院标准。在我们的机构，瓣膜手术患者的住院时间一般为 7 ~ 12 天，CABG 手术患者的住院时间一般为 6 ~ 10 天。出院日期根据患者的年龄、检查结果、家属情况等因素确定。

### 13.2.4.2　血管手术

虽然血管手术的基本特征与心脏手术没有什么差别，但也有一些不同之处。

图 13.4 为 AAA 的 ERAS 管理计划。ICU 的住院时间只有 1 天，GDFM 也完成了。特别是对缺血性疾病患者，应注意避免血流动力学不稳定和缺血性事件的发生。

由于腹部肌肉损伤，需要比胸部手术更多的疼痛治疗。腹痛是康复的障碍。我们通常在手术当天使用洛索洛芬（180mg/d）或对乙酰氨基酚（4g/d）。在某些情况下，喷他佐辛也被使用。此外，洛索洛芬、对乙酰氨基酚具有退热作用，可减轻术后因发热引起的疲劳。

在传统的管理中，在确认肠胃胀气和肠鸣声之后才重新开始用餐。然而，术后可通过保护肠道、术后药物治疗肠蠕动反射、康复过程中行走等方法恢复动力性肠梗阻。对于 AAA 开放性手术，在 ERAS 中，拔管后 2 或 3 小时开始饮水，术后第 2 天早上重新开始给药。为了预防 PONV，鼻胃管一直插到手术后的第 2 天早上，从手术当晚开始服用止痛剂、止吐剂（美托氯普胺）和肠蠕动反射调节剂（氧化镁）。如果摄取量较低，则增加外周肠外营养。除了葡萄糖和氨基酸，积极使用脂肪乳剂可以有效消耗热量和减少液体量。

注意的重点是检测缺血性肠炎或肠坏死的发生。每日应检查大便状况及腹部症状。此外，术后早期进行 CT 检查（术后 3 天或 4 天），检查肠道状态。

从 ICU 出院后，所有的导管都要取出。硬膜外导管取出的时机应根据疼痛控制情况而定。如果可能，患者从术后第 2 天开始淋浴。只有在洗浴的第 1 天，伤口用防水敷料覆盖。

出院标准见表 13.1。虽然 ERAS 的一项研究报告显示，AAA 开放性手术后 3 天出院是可能的 [27]，但考虑到日本的医疗状况，手术后 5 ~ 7 天出院是比较合适的，以便充分检查伤口。此外，患者常常对过早出院感到焦虑。

ERAS 也被用于治疗外周动脉疾病。虽然管理风险低于腹主动脉手术，但仍存在一定的心脏事故风险。例如，进行心电图监测。对于严重肢体缺血坏死的患者，不同的卫生保健提供者需要考虑各种各样的 ADL 恢复和干预的想法。

<table>
<tr><td>休息级别</td><td>自由</td><td>床上休息</td><td>病房走动</td><td>在医院内自由走动（使用电梯）</td><td colspan="5">自由走动（使用楼梯）</td></tr>
<tr><td>干净</td><td>淋浴</td><td colspan="2">床上浴</td><td colspan="6">淋浴</td></tr>
<tr><td rowspan="2">饮食</td><td rowspan="2">正常饮食</td><td>停止</td><td colspan="3">饮食（患者喜欢的）</td><td colspan="4">正常饮食</td></tr>
<tr><td></td><td colspan="8">嚼口香糖</td></tr>
<tr><td>饮水</td><td>自由</td><td>停止</td><td colspan="8">自由</td></tr>
<tr><td rowspan="2">输液</td><td rowspan="2">无</td><td>最低输液</td><td colspan="3">PPN（如果有需要）</td><td colspan="4">无</td></tr>
<tr><td colspan="4">抗生素</td><td colspan="4">无</td></tr>
<tr><td>药物</td><td></td><td colspan="8">肠蠕动反射调节剂、镇痛药、PPI 等</td></tr>
<tr><td rowspan="2">管理</td><td rowspan="2">IC<br>泻药</td><td></td><td colspan="2">检查伤口</td><td colspan="5">检查伤口（需要时）</td></tr>
<tr><td colspan="3">监控</td><td colspan="5">监控（需要时）</td></tr>
<tr><td>血糖</td><td></td><td>CVII</td><td colspan="7">按比例</td></tr>
<tr><td>场所</td><td>病房</td><td>ICU</td><td colspan="7">病房</td></tr>
<tr><td>检查</td><td>BE/X-P</td><td>BE/X-P</td><td>BE/X-P</td><td>BE/X-P</td><td colspan="2">CT</td><td></td><td colspan="2">（BE/X-P）</td></tr>
<tr><td>时间</td><td>术前</td><td>手术日</td><td>POD1</td><td>POD2</td><td>POD3</td><td>POD4</td><td>POD5</td><td>POD6</td><td>POD7</td></tr>
</table>

图 13.4　腹主动脉瘤开腹手术的临床方案。PPN，外周肠外营养；其他缩写同图 13.3

表 13.1    出院标准

| 手术 | 标准 |
| --- | --- |
| 心脏：瓣膜手术 | 术后 TEE 显示无心包积液 |
|  | 华法林（PT-INR）的良好控制 |
|  | 心律失常控制良好 |
|  | 无伤口及纵隔感染 |
| 心脏：CABG 手术 | 术后心脏 CT 无闭塞吻合移植物 |
|  | 术后心脏 CT 无心包积液及纵隔炎 |
|  | 心律失常控制良好 |
|  | 伤口无感染 |
| 胸主动脉手术 | CT 显示吻合口及人工移植物周围无异常 |
|  | 术后 CT 检查无心包积液及纵隔炎 |
| 腹主动脉手术 | 伤口无感染 |
|  | CT 检查吻合口及肠周围无异常 |
|  | 餐量充足 |
|  | 伤口无感染 |

注：TEE，经胸壁超声心动图；PT-INR，凝血酶原时间的国际标准化比值；CABG，冠状动脉旁路搭桥术；CT，计算机断层扫描。

### 13.2.5　结果

世界范围内已经发表了数篇关于心脏手术中 ERAS 的报道。据报道，CABG 平均住院时间为（4.23±0.73）天 [3]，所有心脏手术是（6.7±5.5）天 [4]。几乎所有的报告都显示，用于心脏手术的 ERAS 是安全的，并减轻了发病率管理负担。图 13.5 显示了我们对开放 AAA 手术的 ERAS 的结果。我们报道了 ERAS 管理对于 AAA 开放手术的结果 [7]，并展示了 ERAS 有助于早期重新开始进食、缩短术后住院时间并减少医疗支出。近年来，术后住院时间已缩短（约 7 天）。来自日本以外国家的有关住院时间的报道更早，然而，我们的住院计划适合日本的医疗状况和 AAA 手术。另一份报告显示了 ERAS 对减少术后炎症的效果 [8]。

Christensen 和 Kehlet 报道，ERAS 管理可以缓解术后疲劳，加速术后康复 [28]。我们和 Shimizu 等的研究结果支持了这一发现。

### 13.2.6　其他

虽然缩短住院时间很重要，但这并不是唯一重要的结果。在 ERAS 管理中，患者的满意度通常被考虑在内。因此，不应在所有病例中使用相同的管理方法，而应根据患者的年龄和疾病情况进行调整。

此外，还应该做以下事情：完善程序、调查结果、发现新的管理实践[29]，并为医务人员和患者提供反馈。

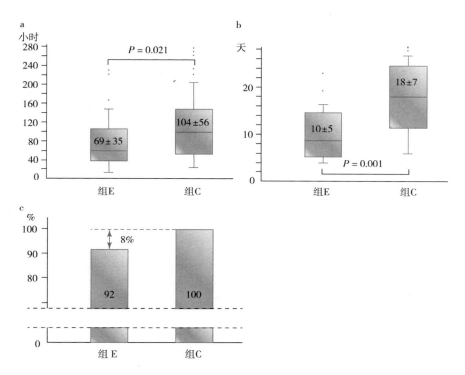

**图 13.5　本研究所应用 ERAS 进行腹主动脉瘤开放手术的结果（参考文献 [7]）。（a）手术后恢复进食时间的比较；（b）术后住院时间的比较；（c）所有医疗费用的比较。组 E：ERAS 管理；组 C：常规管理**

## 13.3　结论

在本章中，我们概述了心血管外科的 ERAS 管理。至于其他病变，ERAS 有助于实现早期康复和提高患者满意度。如上所述，微创手术在心脏和血管手术中均有应用，有助于预防术后患者 ADL 的降低。然而，许多患者由于其解剖特征和（或）年龄而不适合微创手术。因此，对这些患者使用 ERAS 是必要的，以提供不低于微创治疗的管理。在日本，用于心血管手术的 ERAS 仍处于初级阶段。为了在未来继续完善围术期管理，数据的积累是必要的。因此，应在日本心血管外科中广泛应用 ERAS 管理。

# 参考文献

1. Fearon KC, Ljungqvist O, Von Meyenfeldt M, et al. Enhanced recovery after surgery society: a consensus review of clinical care for patients undergoing colonic resection. Clin Nutr. 2005;24:466–77.
2. Cotton P. Fast-track improves CABG outcomes. JAMA. 1993;270:2023.
3. Celkan MA, Ustunsoy H, Daglar B, et al. Readmission and mortality in patients undergoing off-pump coronary artery bypass surgery with fast-track recovery protocol. Heart Vessel. 2005;20:251–5.
4. Haanschoten MC, van Straten AH, ter Woorst JF, et al. Fast-track practice in cardiac surgery: results and predictors of outcome. Interact Cardiovasc Thorac Surg. 2012;15:989–94.
5. Moon MC, Abdoh A, Hamilton GA, et al. Safety and efficacy of fast track in patients undergoing coronary artery bypass surgery. J Card Surg. 2001;16:319–26.
6. Papadopoulos N, El-Sayed Ahmad A, Thudt M, et al. Successful fast track protocol implementation for patients undergoing transapical transcatheter aortic valve implantation. J Cardiothorac Surg. 2016;11:55.
7. Tatsuishi W, Kohri T, Kodera K, et al. Usefulness of an enhanced recovery after surgery protocol for perioperative management following open repair of an abdominal aortic aneurysm. Surg Today. 2012;42:1195–200.
8. Shimizu T, Miyata G, Goto H, et al. The efficacy of perioperative care based on ERAS protocol and ESSENSE project for the patients who underwent abdominal aortic aneurysm repair. Jpn J Surg Metab Nutr. 2016;50:63–9.
9. Sanders G, Mercer SJ, Saeb-Parsey K, et al. Randomized clinical trial of intravenous fluid replacement during bowel preparation for surgery. Br J Surg. 2001;88:1363–5.
10. Tsimopoulou I, Pasquali S, Howard R, et al. Psychological prehabilitation before cancer surgery: a systematic review. Ann Surg Oncol. 2015;22:4117–23.
11. Gillis C, Li C, Lee L, et al. Prehabilitation versus rehabilitation: a randomized control trial in patients undergoing colorectal resection for cancer. Anesthesiology. 2014;121:937–47.
12. Bellamy MC. Wet, dry or something else? Br J Anaesth. 2006;97:755–7.
13. Goepfert MS, Reuter DA, Akyol D, et al. Goal-directed fluid management reduces vasopressor and catecholamine use in cardiac surgery patients. Intensive Care Med. 2007;33:96–103.
14. Borracci RA, Ochoa G, Ingino CA, et al. Routine operation theatre extubation after cardiac surgery in the elderly. Interact Cardiovasc Thorac Surg. 2016;22:627–32.
15. Abdallah FW, Adham AM, Chan VW, et al. Analgesic benefits of preincisional transversus abdominis plane block for abdominal aortic aneurysm repair. J Cardiothorac Vasc Anesth. 2013;27:536–8.
16. Kurz A, Sessler DI, Lenhardt R. Perioperative normothermia to reduce the incidence of surgical wound infection and shorten hospitalization. Study of Wound Infection and Temperature Group. N Engl J Med. 1996;334:1209–15.
17. Frank SM, Fleisher LA, Breslow MJ, et al. Perioperative maintenance of normothermia reduces the incidence of morbid cardiac events: a randomized clinical trial. JAMA. 1997;277:1127–34.
18. Schmied H, Kurz A, Sessler DI, et al. Mild hypothermia increases blood loss and transfusion requirements during total hip arthroplasty. Lancet. 1996;347:289–92.
19. Mohamed AD. Ephedrine-dexamethasone combination reduces postoperative nausea and vomiting in patients undergoing laparoscopic cholecystectomy. J Anesth. 2007;18. https://print.ispub.com/api/0/ispub-article/5662.
20. Wallenborn J, Gelbrich G, Bulst D, et al. Prevention of postoperative nausea and vomiting by metoclopramide combined with dexamethasone: randomised double blind multicentre

trial. BMJ. 2006;333:324.
21. Apfel CC, Korttila K, Abdalla M, et al. A factorial trial of six interventions for the prevention of postoperative nausea and vomiting. N Engl J Med. 2004;350:2441–51.
22. White PF. Prevention of postoperative nausea and vomiting--a multimodal solution to a persistent problem. N Engl J Med. 2004;350:2511–2.
23. Tatsuishi W, Adachi H, Murata M, et al. Relationship between postoperative hyperglycemia and atrial fibrillation after coronary artery bypass graft surgery. Circ J. 2015;79:112–8.
24. Samuels LE, Holmes EC, Samuels FL. Selective use of amiodarone and early cardioversion for postoperative atrial fibrillation. Ann Thorac Surg. 2005;79:113–6.
25. Lazar HL, McDonnell M, Chipkin SR, et al. The Society of Thoracic Surgeons practice guideline series: blood glucose management during adult cardiac surgery. Ann Thorac Surg. 2009;87:663–9.
26. Mangram AJ, Horan TC, Pearson ML, et al. Guideline for prevention of surgical site infection, 1999. Hospital Infection Control Practices Advisory Committee. Infect Control Hosp Epidemiol. 1999;20:250–78.
27. Podore PC, Throop EB. Infrarenal aortic surgery with a 3-day hospital stay: a report on success with a clinical pathway. J Vasc Surg. 1999;29:787–92.
28. Christensen T, Kehlet H. Postoperative fatigue. World J Surg. 1993;17:220–5.
29. Takagi K, Teshima H, Arinaga K,et al. Gum chewing enhances recovery of bowel function following transperitoneal abdominal aortic surgery. Surg Today. 2012;42:759–64.

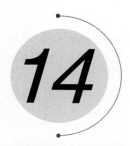

# 呼吸外科中的加速外科康复

Takayuki Kori 和 Masashi Yanada

**摘要** 在呼吸外科中，肺叶切除术是加速外科康复（ERAS）的目标，因为肺叶切除术是进展性肺癌的标准手术程序，手术量大。有一篇关于选择性肺切除术中加速康复路径（enhanced recovery pathways）的系统综述。在纳入的研究中总共描述了 15 项单独的加速康复计划要素。一些研究表明，这种干预可能会缩短住院时间、降低住院费用。Yanada（日本红十字会京都大内医院）进行肺叶切除术并使用 ERAS 检查了 106 例肺叶切除术的安全性和可用性。引流管平均放置日为 3.1 天，术后平均住院日为 6.9 天。并发症发生率为 6.50%，死亡率为 1.90%。与消化系统疾病相比，在肺叶切除术中，肺功能的保护、防止肺充血的水合作用管理、加强呼吸系统的康复和疼痛管理都可被视为推荐项目。最后，我们列出了在肺叶切除术中被认为有用的 15 项要素。

**关键词** 呼吸手术；肺叶切除术；加速康复

T. Kori （✉）
日本群马县沼田 Tone 中心医院外科
E-mail:takakohri@gmail.com
M. Yanada
日本红十字会京都大日医院胸外科

## 14.1　概述

胸外科手术包括对肺、纵隔和胸腔的处理，关于这一领域，加速外科康复（ERAS）的报道很少。肺的部分切除术包括能够使患者尽早出院的小手术干预。相反，肺叶切除术是进展性肺癌的标准手术程序，需要 ERAS 进行干预。

肺癌是全球癌症死亡的主要原因[1]。肺切除术仍然是局部疾病管理中以治疗为目的重要部分。在日本，每年约有 27000 名患者接受解剖型肺切除术[2]。

## 14.2　肺叶切除术的特征

首先介绍肺叶切除术的围术期治疗的特点。

1. 肺叶切除术后，由于肺容量减少和呼吸肌受损，导致呼吸功能下降。因此，评估术前呼吸功能和预测术后呼吸功能是为了判断手术指征。也有必要评估患者维持肺通气的能力，是因为在大多数手术中使用单肺通气的方式。

2. 常见的术后并发症是呼吸系统并发症。随着痰量的增加，肺炎和肺不张的风险也会增加。由于术后呼吸功能下降，如果呼吸功能因肺炎或肺不张进一步加重，患者可能会处于病情严重状态。

3. 进行呼吸理疗的目的是恢复患者术后下降的呼吸功能。然而，术后低氧合会导致肺动脉痉挛，并进一步加剧低氧合。因此，术后呼吸训练中，需要特别注意维持氧合。

4. 在肺叶切除术的情况下，切开肺腔通常会在呼吸和咳嗽时引起疼痛。术后疼痛不仅会影响患者的活动，还会影响患者的深呼吸、咳嗽和咳痰，这可能会导致肺不张和肺炎。因此，在肺叶切除术的术后治疗中需要充分的疼痛管理。

5. 胸腔引流必须采用闭式引流的方式，以维持胸腔内的负压。在这里，空气和液体被排出的目的和结构与腹腔内引流不同。虽然在胃造口术和结肠切除术的 ERAS 中不建议使用腹腔内引流，但几乎所有的肺叶切除术的术后病例都使用胸腔引流。胸腔积液和漏气会导致肺萎缩，因此引流被认为是必不可少的。

## 14.3　肺叶切除术的 ERAS

加速外科康复、快速通道或临床路径项目是多模式的、基于循证依据的方案，其包括围术期的逐步管理计划。ERAS 可提高术后恢复率，降低发病率、缩短住院周期和减少住院费用[3]。然而，很少有报道描述 ERAS 对肺切除术预后的影响[4-8]。

肺切除后的术后并发症的发生率仍然很高发，并发症的发生率为 20% ～ 50%[9-14]，术后并发症往往会影响术后恢复，导致住院周期延长[15]、推迟恢复正常的活动、成本更高[16,17]、术后生活质量差[18]、长期预后更差[19]。

有一项包括了 6 项关于选择性肺切除术中加速康复路径（enhanced recovery pathways，ERP）的系统综述研究[20]。这 6 项研究包括 1 项随机对照试验（RCT）[4]，1 项病例对照研究[7]，2 项前瞻性队列研究[5, 21] 和 2 项回顾性队列研究[6, 8]。

本综述共描述了 15 项 ERP 要素（表 14.1）。每项研究中使用的要素数量范围为 4 ～ 10 项不等（中位数，6.5）。最常被引用的要素是术前教育（$n = 5$）、预防性抗生素（$n = 4$）、硬膜外麻醉 / 镇痛（$n = 4$）、标准化胸管管理（$n = 5$）和早期活动（$n = 4$）[20]。

**表 14.1　15 项单独的 ERP 要素**

| 1 | 患者教育和（或）咨询 |
|---|---|
| 2 | 较短的术前禁食时间 |
| 3 | 预防性抗生素 |
| 4 | 硬膜外麻醉 / 镇痛 |
| 5 | 使用单胸管 |
| 6 | 无裂隙的右肺上叶切除术 |
| 7 | 保留肌肉的手术 / VATS |
| 8 | 预防体温过低 |
| 9 | 标准化胸管管理 |
| 10 | 早期取出硬膜外导管 |
| 11 | 早期拔除导尿管 |
| 12 | 术后液体限制 / 早期停用静脉输液 |
| 13 | 早期去除氧气支持 |
| 14 | 早期进食 |
| 15 | 早期活动 |

注：VATS，胸腔镜手术。

一些研究表明，这种干预可能会缩短住院时间（差异，1.2 ～ 9.1 天）[5-8,21] 并降低治疗成本，但没有一项研究显示对照组和 ERP 组之间总体并发症的差异[8,21]。RCT 报告组间无差异（两组均为 11 天）[4]。并发症发生率从 14% ～ 46% 不等。

在 Maruyama 及其同事的研究中 [8]，ERP 治疗的患者中成本显著降低（平均值，280 ～ 13093 美元 *vs.* 对照组 430 ～ 14439 美元；$P=0.0002$）。Zehr 等也报道了 ERP 组的平均成本显著降低（8056 ～ 13432 美元 *vs.* 对照组 13221 ～ 17103 美元；$P < 0.01$）[21]。在 Wright 等的研究中 [6]，住院费用的差异无统计学意义（ERP 为 14792 美元，对照组为 16063 美元；$P = 0.47$；未报告变异性）。

## 14.4 日本的数据

Yanada（日本红十字会京都大内医院）进行了肺叶切除术和 ERAS，如表 14.2 所示，并检查了 ERAS 对 106 例肺叶切除术的安全性和可用性。其中 102 例为 VATS（胸腔镜手术），4 例为开胸手术。平均手术时间为 210.1 分钟，平均出血量为 72.1ml。引流管放置时间平均为 3.1 天，术后平均住院时间为 6.9 天。并发症发生率为 6.50%，死亡率为 1.90%，2 例致死性支气管瘘和间质性肺炎急性加重。

**表 14.2 肺切除术的 ERAS**

| | |
|---|---|
| 1 | 入院前的信息、教育和咨询：向患者解释临床路径 |
| 2 | 术前肠道准备：无 |
| 3 | 术前禁食和碳水化合物治疗：术前晚餐后禁食。允许在手术前 4 小时饮水。没有碳水化合物处理 |
| 4 | 麻醉前药物：无 |
| 5 | 预防血栓栓塞：从术中到第 2 天活动时使用弹力袜和踝泵 |
| 6 | 抗菌预防和皮肤准备：头孢唑啉的使用。皮肤切开前管理。重复给药 3 小时进行手术，并在 9 点后返回病房。终止 POD1 的抗生素治疗 |
| 7 | 标准麻醉方案：全身麻醉（吸入麻醉剂七氟醚或地氟醚、镇静剂、异丙酚肌肉松弛剂罗库溴铵和镇静剂盐酸瑞芬太尼硬膜外麻醉剂） |
| 8 | 胸腔镜检查和外科手术入路的修改：使用 VATS 手术，在前腋下和两个端口行 4cm 切口 |
| 9 | 鼻胃管插管：仅限术中插管，在气管插管之前取出 |
| 10 | 预防术中体温过低：使用体温管理仪器，3M ™ Bair Hugger ™疗法对机体保温和进行温热输液 |
| 11 | 围术期液体管理：术后第 1 天终止输注 |
| 12 | 肺叶切除术后胸腔引流：如果没有肺瘘，每天的排液量少于 350ml，则拔除胸腔引流管。患者淋巴结清扫术后第 1 天保留胸腔引流装置，术后第 2 天拔除 |

续表

| | |
|---|---|
| 13 | 尿路引流管：一般情况下，即使是硬膜外麻醉，术后第 1 天也要拔除。在尿潴留的情况下，应临时导尿并减少麻醉剂量。如果没有发现改善，再次放置 |
| 14 | PONV：无 |
| 15 | 预防术后肠梗阻：无 |
| 16 | 术后镇痛：使用硬膜外麻醉直至拔管。术后第 1 天结合口服塞来昔布。根据需要使用非甾体抗炎药 |
| 17 | 围术期营养护理：从术后第 1 天早晨开始正常进食 |
| 18 | 早期活动：从术后第 1 天早晨开始 |
| 19 | 出院标准的设定：如果拔出引流管，患者就会出院，第 2 天 X 线检查无异常，患者可以进食并起床（最早在术后第 3 天） |
| 20 | 出院后管理：出院后 7～10 天进行血液和 X 线检查。2 周后复查，如果无异常，每 3 个月检查一次 |
| 21 | 审核：反复重新考虑临床路径并进行修改 |

## 14.5　胸科领域的推荐项目

ERAS 可减少接受开放性肺叶切除术的患者的住院周期和短期发病率，出院后再次入院或急诊就诊没有差异。那么，在肺叶切除术中，应该推荐哪些项目用于 ERAS 呢？与消化系统疾病相比，在肺叶切除术中，保护肺功能、防止肺充血的水合作用管理、加强呼吸系统的康复和疼痛管理都可被视为推荐项目。此处列出了在肺叶切除术中被认为有用的项目。但请注意，这只是个人的观点。

**术前**

1. 患者的教育和风险评估

介入治疗前向患者提供有关外科手术和麻醉手术的入院前信息、教育和咨询，可以减轻患者的恐惧和焦虑，提高术后恢复率，加快出院速度[22, 23]。

个人咨询、宣传册或多媒体信息，包括对手术的解释及应鼓励患者完成的任务，可以改善围术期进食、术后早期活动、控制疼痛和呼吸物理治疗，从而降低并发症的发生率[24-26]。术前吸烟和酒精滥用与伤口并发症、一般感染、肺部并发症和神经系统并发症的风险增加有关[27-29]。

2. 术前运动疗法

术前运动疗法对计划行肺叶切除术的肺癌患者的各种身体素质变量和术后并发症有益[30]。

干预的时间从术前 1 天到 4 周不等。并且，锻炼的频率从每周 1 次到每周

10 次不等。

有氧运动（步行和骑自行车）和阻力运动是主要的运动类型，作为运动干预的一部分。根据最大工作负荷、最大心率和最大耗氧量，心血管强度范围为50%～100%。

术前运动疗法可能对胸腔引流、术后并发症、死亡率、住院周期、身体素质和生活质量等方面是有益的[31-33]。

但是对肺活量变量的影响存在矛盾的结果[32,34-37]。平均遵守术前运动治疗计划的比例为72%～88.3%[38,39]。

3. 避免空腹

在胸外科手术中，我们不处理消化道，因此不需要术前禁食。与消化道的择期手术相似，术前进食至手术前 1 天和术前 2 小时前可饮用清水。

一项包括 Cochrane 对 22 项随机对照试验的综述的荟萃分析显示，与麻醉手术前 2 小时自由摄入清澈液体的患者相比，午夜禁食既不会减少胃内容物也不会提高胃液的 pH 值[40,41]。

**术中**

在肺叶切除术中，保护围术期肺功能以防止术后并发症非常重要。因此，与胃肠手术相比，麻醉管理需要更多的关注。

4.VATS

与开腹手术相比，胸腔镜手术与腹部手术相似，可降低术后并发症发生率。与开胸手术相比，VATS 肺叶切除术与总并发症发生率较低有相关性（29.1% *vs.* 31.7%，$P = 0.0357$），包括主要心肺并发症（15.9% *vs.* 19.6%，$P = 0.0094$）、需要支气管镜检查的肺不张（2.4% *vs.* 5.5%，$P < 0.0001$）、初始通气＞48 小时（0.7% *vs.*1.4%，$P = 0.0075$）和伤口感染（0.2% *vs.* 0.6%，$P=0.0218$）[42]。VATS 肺叶切除术患者术后住院时间缩短 2 天（平均 7.8 天 *vs.* 9.8 天；$P = 0.0003$）。在出院时的结果方面，VATS 肺叶切除术组的死亡率为 1%，而开胸手术组中的死亡率为 1.9%（$P =0.0201$）[42]。

5. 预防性抗生素

6. 正常体温

7. 短效麻醉药和镇痛药

8. 胸硬膜外麻醉 / 镇痛

与其他手术相似，肺叶切除术需要体温管理、麻醉管理和疼痛管理。

9. 液体管理

在没有肺水肿的情况下，维持正常血容量的液体量按 1.5ml/（kg·h）计算，并采用平衡盐溶液，持续到患者能够耐受足够的口服剂量为止[43]。该方案显示没有术后肺水肿的增加，通过舒张末期容积指数评估的心脏前负荷维持不变和心脏指数增强。术后最初 24 小时的总体液平衡不应超过 20ml/kg 体重[44]。

10. 肺保护性通气

肺保护策略应该是 ERAS 方案中的关键点，以尽量减少和避免肺不张、肺炎和急性肺损伤等呼吸系统并发症[45]。最佳做法建议包括短期、通过麻醉诱导后的募集、呼气末正压滴定、支气管扩张和支气管管理来优化肺顺应性[46]。应限制潮气量，并且已证明 4 ~ 6ml/kg 的 Vt 具有保护作用[47]。

**术后**

11. 早期进食

在胸外科手术中，早期进食是可能的。但是，如果在手术中有喉返神经周围的淋巴结切口，应在进食前评估吞咽功能，以确定是否有吞咽障碍。

Amin 等描述的饮食事件不是持续住院的预测因子[48]。因此，我们不认为早期进食是肺叶切除术后强化恢复的关键项目。

12. 早期拔除胸管

在 24 小时内引流阈值 < 300ml，没有持续漏气或乳糜胸的证据的情况下拔除胸管缩短了住院周期[48]。

尽管早期拔除胸管并因此缩短了住院周期，但肺部并发症或整体肺部并发症没有改变，需要干预。

建议：

术后当天：保持 – 20cmH$_2$O 负压吸引；

术后第 1 天：去除抽吸设备；

术后第 2 天：如果引流小于 300ml/24h，无乳糜且没有漏气则拔除胸导管。

13. 尿液流出

如果在尿管拔除 8 小时后未排尿，则进行膀胱扫描，并遵循尿潴留方案。

术后第 1 天：如果观察到足够的尿量，则拔除导尿管。

Amin 等描述了住院周期缩短的主要原因是患者早期出院，这些患者首先没有并发症，其次术后第 1 天拔出导尿管和术后第 3 天或之前拔除最后 1 根胸管是住院周期缩短的独立预测因子[48]。

14. 术后康复

术后积极地活动可以尽早开始[49]。肺癌患者在肺叶切除术后 4 小时行走是外科术后开始肺康复的一种安全方法[50]。术后肺功能恢复对运动耐量、术后第 3 个月的 FVC％（用力肺活量）、术后第 3 个月和第 6 个月的 FEV1％（用力第

1 秒呼气量），以及术后第 1、第 3 和第 6 个月的 6MWT（6 分钟步行试验）评分有益[51,52]。

诱发性肺活量测定法并不能改善肺功能的整体恢复、术后肺部并发症的发生率和住院周期[53]。

15. 气道管理

术后肺部并发症是肺切除术后最常见的并发症[54,55]。

沐舒坦优化了肺叶切除术患者的围术期气道管理，减少了术后并发症，缩短了住院周期[56]。沐舒坦气雾剂（90mg/d）结合静脉注射沐舒坦（180mg/d）连续使用 8 天，减少了快速手术中非小细胞肺癌患者的术后并发症和住院周期。

## 参考文献

1. Jemal A, Bray F, Center MM, et al. Global cancer statistics. CA Cancer J Clin. 2011;61:69–90.

2. Committee for Scientific Affairs, The Japanese Association for Thoracic Surgery. Thoracic and cardiovascular surgery in Japan during 2013 annual report by the Japanese Association for Thoracic Surgery. Gen Thorac Cardiovasc Surg. 2015;63(12):670–701.

3. Varadhan KK, Neal KR, Dejong CH, et al. The enhanced recovery after surgery (ERAS) pathway for patients undergoing major elective open colorectal surgery: a meta-analysis of randomized controlled trials. Clin Nutr. 2010;29:434–40.

4. Muehling BM, Halter GL, Schelzig H, et al. Reduction of postoperative pulmonary complications after lung surgery using a fast track clinical pathway. Eur J Cardiothorac Surg. 2008;34:174–80.

5. Numan RC, Klomp HM, Li W, et al. A clinical audit in a multidisciplinary care path for thoracic surgery: an instrument for continuous quality improvement. Lung Cancer. 2012;78:270–5.

6. Wright CD, Wain JC, Grillo HC, et al. Pulmonary lobectomy patient care pathway: a model to control cost and maintain quality. Ann Thorac Surg. 1997;64:299–302.

7. Salati M, Brunelli A, Xiume F, et al. Does fast-tracking increase the readmission rate after pulmonary resection? A case-matched study. Eur J Cardiothorac Surg. 2012;41:1083–7.

8. Maruyama R, Miyake T, Kojo M, et al. Establishment of a clinical pathway as an effective tool to reduce hospitalization and charges after video-assisted thoracoscopic pulmonary resection. Jpn J Thorac Cardiovasc Surg. 2006;54:387–90.

9. Salati M, Refai M, Pompili C, et al. Major morbidity after lung resection: a comparison between the European Society of Thoracic Surgeons Database system and the Thoracic Morbidity and Mortality system. J Thorac Dis. 2013;5:217–22.

10. Allen MS, Darling GE, Pechet TT, et al. Morbidity and mortality of major pulmonary resections in patients with early-stage lung cancer: initial results of the randomized, prospective ACOSOG Z0030 trial. Ann Thorac Surg. 2006;81:1013–9.

11. Chen FF, Zhang D, Wang YL, et al. Video-assisted thoracoscopic surgery lobectomy versus open lobectomy in patients with clinical stage non-small cell lung cancer: a meta-analysis. Eur J Surg Oncol. 2013;39:957–63.

12. Phillips JD, Merkow RP, Sherman KL, et al. Factors affecting selection of operative approach and subsequent short-term outcomes after anatomic resection for lung cancer. J Am Coll Surg 2012;215(2):206–15.

13. Seely AJ, Ivanovic J, Threader J, Al-Hussaini A, et al. Systematic classification of morbidity and mortality after thoracic surgery. Ann Thorac Surg. 2010;90:936–42.

14. Ivanovic J, Seely AJ, Anstee C, et al. Measuring surgical quality: comparison of postoperative adverse events with the American College of Surgeons NSQIP and the Thoracic Morbidity and Mortality classification system. J Am Coll Surg. 2014;218:1024–31.

15. Irshad K, Feldman LS, Chu VF, et al. Causes of increased length of hospitalization on a general thoracic surgery service: a prospective observational study. Can J Surg. 2002;45:264–8.

16. Lee L, Mata J, Ghitulescu GA, et al. Cost-effectiveness of enhanced recovery versus conventional perioperative management for colorectal surgery. Ann Surg. 2015;262:1026.

17. Lacin T, Swanson S. Current costs of video-assisted thoracic surgery (VATS) lobectomy. J Thorac Dis. 2013;5(Suppl 3):S190–3.

18. Handy JJR, Asaph JW, Skokan L, et al. What happens to patients undergoing lung cancer surgery?: outcomes and quality of life before and after surgery. Chest. 2002;122:21–30.

19. Andalib A, Ramana-Kumar AV, Bartlett G, et al. Influence of postoperative infectious complications on long-term survival of lung cancer patients: a population-based cohort study. J Thorac Oncol. 2013;8:554–61.

20. Fiore JF Jr, Bejjani J, Conrad K, et al. Systematic review of the influence of enhanced recovery pathways in elective lung resection. J Thorac Cardiovasc Surg. 2016;151(3):708–15.

21. Zehr KJ, Dawson PB, Yang SC, et al. Standardized clinical care pathways for major thoracic cases reduce hospital costs. Ann Thorac Surg. 1998;66:914–9.

22. Egbert LD, Battit GE, Welch CE, et al. Reduction of postoperative pain by encouragement and instruction of patients. A study of doctor-patient rapport. N Engl J Med. 1964;270:825–7.

23. Kiecolt-Glaser JK, Page GG, Marucha PT, et al. Psychological influences on surgical recovery. Perspectives from psychoneuroimmunology. Am Psychol. 1998;53(11):1209–18.

24. Halaszynski TM, Juda R, Silverman DG. Optimizing postoperative outcomes with efficient preoperative assessment and management. Crit Care Med. 2004;32(4 Suppl):S76–86.

25. Forster AJ, Clark HD, Menard A, et al. Effect of a nurse team coordinator on outcomes for hospitalized medicine patients. Am J Med. 2005;118(10):1148–53.

26. Disbrow EA, Bennett HL, Owings JT. Effect of preoperative suggestion on postoperative gastrointestinal motility. West J Med. 1993;158(5):488–92.

27. Choi H, Mazzone P. Preoperative evaluation of the patient with lung cancer being considered for lung resection. Cur Opin Anaesthesiol. 2015;28:18–25.

28. Gronkjaer M, Eliasen M, Skov-Ettrup LS, et al. Preoperative smoking status and postoperative complications: a systematic review and meta-analysis. Ann Surg. 2014;259:52–71.

29. Musallam KM, Rosendaat FR, Zaatari G, et al. Smoking and the risk of mortality and vascular and respiratory events in patients undergoing major surgery. JAMA Surg. 2013;148:755–62.

30. Pouwels S, Fiddelaers J, Teijink JAW, et al. Preoperative exercise therapy in lung surgery patients: a systematic review. Respir Med. 2015;109:1495–504.

31. Benzo R, Wigle D, Novotny P, et al. Preoperative pulmonary rehabilitation before lung cancer resection: results from two randomized studies. Lung Cancer. 2011;74:441–5.

32. Morano MT, Araujo AS, Nascimento FB, et al. Preoperative pulmonary rehabilitation versus chest physical therapy in patients undergoing lung cancer resection: a pilot randomized controlled trial. Arch Phys Med Rehabil. 2013;94:53–8.

33. Varela G, Ballesteros E, Jimenez MF, et al. Cost-effectiveness analysis of prophylactic respiratory physiotherapy in pulmonary lobectomy. Eur J Cardiothorac Surg. 2006;29:216–20.

34. Bobbio A, Chetta A, Ampollini L, et al. Preoperative pulmonary rehabilitation in patients undergoing lung resection for non-small cell lung cancer. Eur J Cardiothorac Surg. 2008;33:95–8.
35. Divisi D, Di Francesco C, Di Leonardo G, et al. Preoperative pulmonary rehabilitation in patients with lung cancer and chronic obstructive pulmonary disease. Eur J Cardiothorac Surg. 2013;43:293–6.
36. Stefanelli F, Meoli I, Cobuccio R, et al. High-intensity training and cardiopulmonary exercise testing in patients with chronic obstructive pulmonary disease and non-small-cell lung cancer undergoing lobectomy. Eur J Cardiothorac Surg. 2013;44:260–5.
37. Jones LW, Peddle CJ, Eves ND, et al. Effects of presurgical exercise training on cardiorespiratory fitness among patients undergoing thoracic surgery for malignant lung lesions. Cancer. 2007;110:590–8.
38. Coats V, Maltais F, Simard S, et al. Feasibility and effectiveness of a home-based exercise training program before lung resection surgery. Can Respir J. 2013;20:10–6.
39. Peddle CJ, Jones LW, Eves ND, et al. Effects of presurgical exercise training on quality of life in patients undergoing lung resection for suspected malignancy: a pilot study. Cancer Nurs. 2009;32:158–65.
40. Ljungqvist O, Soreide E. Preoperative fasting. Br J Surg. 2003;90(4):400e6.
41. Brady M, Kinn S, Stuart P. Preoperative fasting for adults to prevent perioperative complications. Cochrane Database Syst Rev. 2003;4:CD004423.
42. Falcoz PE, Puyraveau M, Thomas PA, et al. Video-assisted thoracoscopic surgery versus open lobectomy for primary non-small-cell lung cancer: a propensity-matched analysis of outcome from the European Society of Thoracic Surgeon database. Eur J Cardiothorac Surg. 2016;49(2):602–9.
43. Assaad S, Kyriakides T, Tellides G, et al. Extravascular lung water and tissue perfusion biomarkers after lung resection surgery under a normovolemic fluid protocol. J Cardiothorac Vasc Anesth. 2015;29(4):977–83.
44. Chau EH, Slinger P. Perioperative fluid management for pulmonary resection surgery and esophagectomy. Semin Cardiothorac Vasc Anesth. 2014;18:36–44.
45. Kilpatrick B, Slinger P. Lung protective strategies in anaesthesia. Br J Anaesth. 2010;105(Suppl 1):i108–16.
46. Lohser J, Slinger P. Lung injury after one-lung ventilation: a review of the pathophysiologic mechanisms affecting the ventilated and the collapsed lung. Anesth Analg. 2015;121:302–18.
47. Della Rocca G, Coccia C. Acute lung injury in thoracic surgery. Curr Opin Anaesthesiol. 2013;26:40–6.
48. Madani A, Fiore JF, Wang Y, et al. An enhanced recovery pathway reduces duration of stay and complications after open pulmonary lobectomy. Surgery. 2015;158(4):899–910.
49. Das-Neves-Pereira JC, Bagan P, Coimbra-Israel AP, et al. Fast-track rehabilitation for lung cancer lobectomy: a five-year experience. Eur J Cardiothorac Surg. 2009;36(2):383–91. discussion 391–2
50. Kaneda H, Saito Y, Okamoto M, et al. Early postoperative mobilization with walking at 4 hours after lobectomy in lung cancer patients. Gen Thorac Cardiovasc Surg. 2007;55(12):493–8.
51. Sterzi S, Cesario A, Cusumano G, et al. Post-operative rehabilitation for surgically resected non-small cell lung cancer patients: serial pulmonary functional analysis. J Rehabil Med. 2013;45(9):911–5.
52. Chang NW, Lin KC, Lee SC, et al. Effects of an early postoperative walking exercise program on health status in lung cancer patients recovering from lung lobectomy. J Clin Nurs. 2014;23(23-24):3391–402.
53. Agostini P, Naidu B, Cieslik H, et al. Effectiveness of incentive spirometry in patients

following thoracotomy and lung resection including those at high risk for developing pulmonary complications. Thorax. 2013;68(6):580–5.

54. Stéphan F, Boucheseiche S, Hollande J, et al. Pulmonary complications following lung resection: a comprehensive analysis of incidence and possible risk factors. Chest. 2000;118(5):1263–70.

55. Agostini P, Cieslik H, Rathinam S, et al. Postoperative pulmonary complications following thoracic surgery: are there any modifiable risk factors? Thorax. 2010;65(9):815–8.

56. Wang JY, Hong X, Chen GH, et al. Mucosolvan serves to optimize perioperative airway management for NSCLC patients in fast track surgery: a randomized placebo controlled study. Eur Rev Med Pharmacol Sci. 2015;19(15):2875–81.